HYGIÈNE

DE

L'OREILLE

A L'USAGE

DES LYCÉES, COLLÈGES ET ÉCOLES

PAR

LE D'' HAMON DU FOUGERAY

DU MANS

AVEC FIGURES DANS LE TEXTE

PARIS

LECROSNIER ET BABÉ, LIBRAIRES-ÉDITEURS

23, PLACE DE L'ÉCOLE DE MÉDECINE, 23

1890

Tous droits réservés

HYGIÈNE

DE

L'OREILLE

A L'USAGE

DES LYCÉES, COLLÈGES ET ECOLES

PAR

LE D' HAMON DU FOUGERAY

DU MANS

AVEC FIGURES DANS LE TEXTE

PARIS

LECROSNIER ET BABÉ, LIBRAIRES-ÉDITEURS

23, PLACE DE L'ÉCOLE DE MÉDECINE, 23

1890

HYGIÈNE DE L'OREILLE

7 |4
c
| 9|

AVANT-PROPOS

Depuis quelques années, l'étude de l'hygiène a été considérablement vulgarisée. Des résumés très bien faits ont été écrits pour permettre, non seulement aux élèves de l'enseignement supérieur mais aussi à ceux des plus petites écoles de campagne, d'étudier et d'apprendre une science qui peut être considérée comme la plus utile à l'homme, puisqu'elle a pour but la conservation et le développement de sa santé physique et morale. D'un autre côté, l'hygiène spéciale a été étudiée en ce qui regarde les organes de la vue et de la voix. Des traités destinés aux gens du monde sur ces sujets ne se comptent déjà plus et les règles les plus usuelles en sont consignées dans les cours d'hygiène générale.

L'hygiène de l'organe de l'ouïe seule a été négligée, et cela n'a rien d'étonnant; les maladies de l'oreille commencent seulement à être connues, surtout en France, et aucun traité complet d'hygiène sur ce sujet n'a paru que je sache, ni en France, ni à l'Étranger.

C'est donc une lacune qui a bien son importance que je viens essayer de combler. J'aurais pu envisager la question à un point de vue plus scientifique, mais je n'aurais pas atteint le but que je me propose. On ignore généralement dans le public, non seulement que les affections de l'oreille et la surdité qui en est la conséquence, peuvent être traitées et guéries, mais aussi et surtout, les règles les plus élémentaires pour pouvoir éviter ces maladies. Bien plus, des préjugés et des habitudes mauvaises, nuisibles pour l'audition, sont partout répandus. C'est à détruire ces préjugés, à montrer le danger de certaines habitudes que tendent tous mes efforts. Aussi, ai-je pensé que le meilleur moyen était de m'adresser au personnel des écoles qui, par le nombre et par l'âge, satisfait au but vulgarisateur que je me propose. J'ai cru indispensable d'ajouter au début de ce petit livre quelques notions très sommaires d'anatomie et de physiologie mises, bien entendu, à la portée de tous. Car il est à remarquer que ces notions sont absolument inconnues du public, et que bien des erreurs d'hygiène proviennent de cette ignorance. J'ai fait intercaler dans le texte plusieurs figures pour rendre la description bien compréhensible. Bien que les études des affections de l'oreille n'aient pas, tant s'en faut, donné tout ce qu'on peut en attendre pour l'avenir, j'ai pensé que ce petit traité venait à son heure, et quelqu'imparfait qu'il puisse être, mon but sera atteint s'il peut être utile.

Le Mans, 4 mars 1889.

HYGIÈNE DE L'OREILLE

CHAPITRE PREMIER

ANATOMIE ET PHYSIOLOGIE DE L'OREILLE

Ce qu'on nomme l'oreille dans le public ne comprend guère que les parties visibles ou accessibles de ce qui porte ce nom en anatomie. L'oreille est en effet constituée de trois parties :

La première, nommée *oreille externe*, comprend le pavillon et le conduit auditif externe; la seconde, ou *oreille moyenne*, est constituée par la caisse du tympan; la troisième, ou *oreille interne*, comprend les terminaisons du nerf acoustique, lequel prend naissance dans le cerveau.

Nous allons décrire succintement et expliquer à quoi servent ces trois parties.

1° Oreille externe.

Elle se compose du pavillon et du conduit auditif externe.

Le *pavillon de l'oreille* (fig. 1 A) est bien connu par tout le monde ; il est situé sur les parties latérale et inférieure

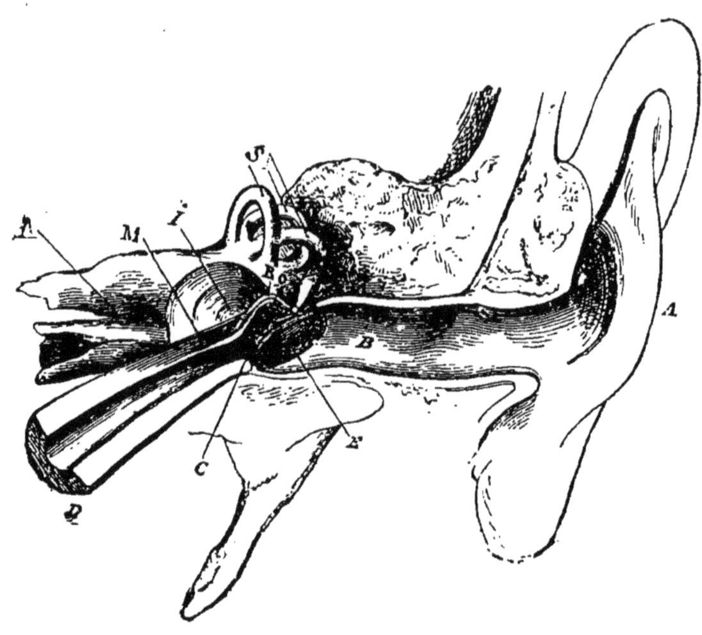

FIG. 1.

A, pavillon.
A, conduit auditif externe.
C, caisse du tympan.
D, trompe d'Eustache.
E, membrane du tympan.

M.R, muscle tenseur du tympan.
O, fenêtre ovale.
I, limaçon.
S, canaux demi-circulaires.
A' conduit auditif interne.

du crâne. Sa consistance est ferme et élastique, car il est composé de cartilages recouverts par la peau. Sa face externe présente une série de saillies et de dépressions et, inférieurement, il se termine par un petit appendice nommé le lobule et que l'on perce pour y suspendre les pendants d'oreille. Vers son tiers inférieur, il se continue avec le conduit auditif.

Le *conduit auditif externe* (fig. 1 B) n'est visible qu'à son origine. C'est un canal flexueux dont la longueur, chez l'homme adulte, atteint deux centimètres et demi à trois centimètres, Sa portion la plus interne est creusée dans l'os de la tempe nommé temporal. Sur une partie de son étendue existent des petites glandes qui secrètent une matière jaunâtre, amère, et que l'on nomme *cérumen*.

Tel est l'ensemble de l'oreille externe. Le pavillon a pour but de recueillir les vibrations de l'air; c'est un résonnateur fort utile, quoique son absence n'entraine pas la surdité.

Le conduit auditif doit être considéré comme un cornet acoustique. Le cérumen ne doit pas être envisagé comme une matière sale venue du dehors, c'est le produit de petites glandes, et il remplit une fonction assez importante. Il arrête les poussières extérieures et empêche la pénétration des insectes. Il ne faut donc pas s'acharner comme on le fait si souvent à l'extraire. Du reste, nous reviendrons plus loin sur cette question.

2° Oreille moyenne.

L'étude de cette partie comprend la description de la membrane du tympan et de la caisse du tympan, des osselets de l'ouïe, de la trompe d'Eustache et des cellules mastoïdiennes.

MEMBRANE DU TYMPAN

Quant avec un petit instrument appelé spéculum, on éclaire les parties obscures du conduit auditif, on aperçoit tout à fait au fond une membrane presque ronde, tendue comme la peau d'un tambour; c'est la membrane du tympan (fig. 2 et fig. 1 E). Elle forme au fond du conduit une véritable cloison qui sépare complètement l'oreille externe de l'oreille moyenne. Elle empêche l'air extérieur d'aller plus loin et de pénétrer dans la cavité de l'oreille moyenne par cette voie, car nous allons voir qu'il y pénètre cependant mais par un chemin détourné.

1.

Elle est légèrement ovale et son plus grand diamètre a un centimètre environ, tandis que son petit diamètre mesure neuf millimètres. Elle n'est pas verticale chez

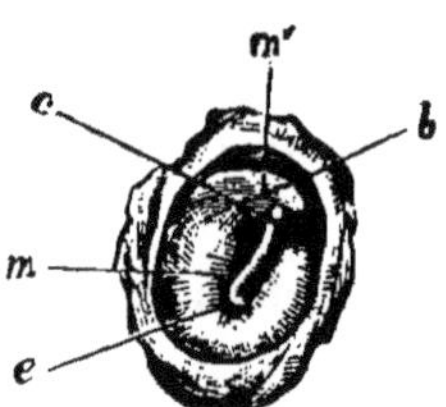

FIG. 2. — *Face externe de la membrane du tympan.*

m, manche du marteau — c, courte apophyse. — e, extrémité spatuliforme. — a, bourse postérieure. — m, membrane flaccide de Shradnell.

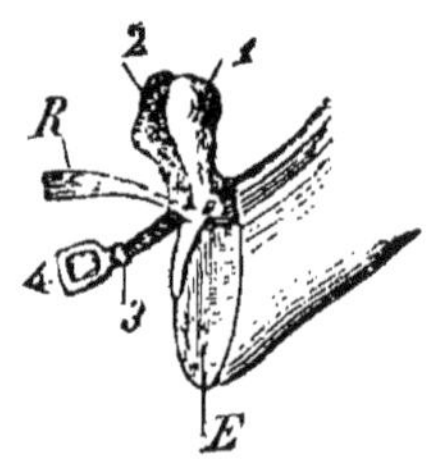

FIG. 3. — *Tympan et chaine des osselets vus de profil.*

E, tympan. — 1, marteau. — 2, enclume. — 3, os lenticulaire. — 4, étrier. — R. muscle tenseur du tympan.

l'adulte, mais un peu oblique, et elle est enchâssée dans l'os temporal qui présente à ce niveau un anneau de telle sorte qu'elle y est fixée à la manière d'un verre de montre.

Derrière elle on trouve une cavité qui a la forme d'une tabatière reposant sur un de ses petits côtés. C'est ce qu'on nomme la caisse du tympan, elle est bien petite, puisqu'elle n'a que 13 millimètres de haut et à peine 6 millimètres de profondeur.

C'est cependant une des parties les plus importantes pour l'audition et celle qui est le plus souvent malade ; elle contient, en effet, les osselets de l'ouïe et présente dans sa paroi antérieure l'ouverture de la trompe d'Eustache.

Osselets de l'ouïe. (Fig. 3.) — Ils sont au nombre de quatre ; on les a nommés, d'après leur forme : le marteau, l'enclume, l'os lenticulaire et l'étrier. Ces quatre os sont extrêmement petits. La longueur du marteau, par exemple, est de 7 à 9 millimètres et la base de l'étrier est longue de 2 à 3 millimètres seulement. Ils sont reliés entre eux par des articulations et se meuvent à la manière d'une articulation de sonnette. Il faut savoir que le marteau (fig. 3 E) s'implante par son manche dans l'épaisseur même de la membrane du tympan et que l'étrier, qui est le dernier de cette petite chaîne, va s'implanter sur une ouverture qui donne accès dans l'oreille interne. C'est une disposition qu'il est nécessaire de se rappeler. Ainsi donc, la caisse du tympan se trouve traversée par la chaîne des osselets.

TROMPE D'EUSTACHE

J'ai dit précédemment que l'air extérieur qui entre librement dans le conduit auditif externe trouve dans la membrane du tympan une barrière infranchissable qui ne lui permet pas d'entrer dans la caisse du tympan.

J'insiste sur cette disposition généralement mal connue dans le public.

J'ajoutais que cependant l'air extérieur arrivait dans la caisse par un chemin détourné. Ce chemin a reçu le nom de *trompe d'Eustache* (fig. 1 D). C'est un conduit qui va de la partie postérieure des fosses nasales à la partie antérieure de la caisse. Il est creusé pendant un tiers de son parcours dans l'os temporal et les deux autres tiers sont constitués par une gouttière cartilagineuse ; sa longueur totale est de 35 millimètres et il présente à l'union de sa partie osseuse et de sa portion cartilagineuse un léger rétrécissement nommé isthme, de telle sorte qu'on peut le comparer à deux cônes tronqués mis en contact par leur petite base. C'est par ce conduit très étroit que l'air extérieur pénètre dans la caisse.

CELLULES MASTOÏDIENNES

Derrière le pavillon de l'oreille on remarque une surface dure au toucher, bombée et qui descend en se terminant en pointe. Cette partie qui appartient à l'os temporal est nommée apophyse mastoïde. Elle est creusée dans son intérieur de petites cavités nommées cellules, celles-ci communiquent par un orifice avec la caisse et sont remplies d'air.

En résumé, cette petite caisse du tympan (fig. 1 C) est donc creusée dans l'épaisseur de l'os temporal et de sa portion qui pour sa dureté a reçu le nom de rocher. Sa paroi interne osseuse est percée de deux petits orifices que l'on nomme *fenêtres* et qui sont fermées par deux petites membranes; sur l'une d'elles (fenêtre ovale) repose la base de l'étrier. Cette paroi est en rapport avec l'oreille interne. La paroi antérieure présente l'orifice de la trompe d'Eustache et la paroi postérieure l'orifice des cellules mastoïdiennes.

Voyons maintenant à quoi servent toutes ces parties.

La membrane du tympan a une double fonction. Tendue comme une peau de tambour, elle sert à transmettre à l'air renfermé dans la caisse et aux osselets les vibrations qu'elle reçoit de l'air extérieur par le conduit auditif externe. De plus, elle renforce ces vibrations et sert de résonnateur. Les osselets servent à transmettre les ondes sonores à l'oreille interne. Ils servent à compléter la transmission de ces mêmes ondes par l'air intérieur de la caisse. Le sens de ces vibrations se fait du marteau, dont le manche implanté dans la membrane du tympan vibre avec elle, à l'étrier qui vient s'appuyer sur la fenêtre ovale. Ce sont là les parties actives dans la transmission des sons. Membrane tympanique, chaîne des osselets, et air contenu dans la caisse sont les trois éléments principaux de la transmission du son à l'organe récepteur ou oreille interne.

La trompe d'Eustache est le canal par lequel pénètre l'air du dehors dans l'intérieur de la caisse.

C'est à chaque mouvement de déglutition que l'air qui se trouve au fond de notre nez pénètre dans la caisse.

Chaque fois que nous avalons, une certaine quantité de cet air fait irruption, elle produit donc la ventilation de la caisse; ce rôle est très important, car il est démontré que pour qu'une membrane vibre dans l'air, il faut qu'il y ait égalité de pression sur ses deux faces.

Or, la membrane du tympan reçoit par sa face externe la pression atmosphérique, il est donc nécessaire pour qu'elle puisse vibrer facilement que la pression qu'elle reçoit sur sa face interne soit la même. Ce but est atteint au moyen de la trompe d'Eustache. Quant aux cellules mastoïdiennes, leur rôle est encore discuté; pour les uns elles serviraient de résonnateur, pour d'autres, elles atténueraient la violence des vibrations des sons trop forts, en permettant à l'air de la caisse de s'échapper dans leur cavité.

Ce résumé de l'anatomie et de la physiologie de la caisse nous fait voir toute l'importance que l'oreille moyenne exerce sur l'audition.

3º **Oreille interne.**

On l'a nommée aussi, à cause de la complexité de forme des parties qui la composent, le labyrinthe. Elle est creusée dans l'épaisseur du rocher et comprend trois parties : 1º le *vestibule* qui offre les deux fenêtres dont j'ai parlé plus haut; 2º les *canaux demi-circulaires*, et 3º le *limaçon*.

A l'intérieur de ces cavités osseuses se trouve, offrant la même forme et pour ainsi dire moulé sur elles, un labyrinthe membraneux. Il existe un liquide entre le labyrinthe osseux et le labyrinthe membraneux et ce dernier est également rempli de liquide. C'est à la surface du labyrinthe membraneux que viennent s'épanouir les terminaisons du nerf acoustique.

La manière dont se font ces terminaisons est trop compliquée pour que je la puisse décrire ici.

Leur rôle consiste à percevoir les sons. Le mode par lequel cette perception a lieu est extrêmement complexe et les physiologistes ne sont pas encore d'accord sur bien des points.

Ce que l'on peut dire, c'est que les vibrations communiquées et transmises par les organes de la caisse du

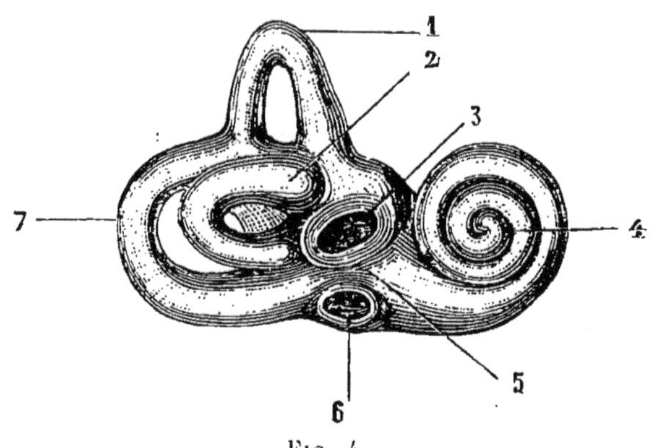

Fig. 4.

Labyrinthe osseux de l'oreille droite, grossissement 2 2/2.
1, canal demi-circulaire vertical supérieur; 2, canal demi-circulaire horizontal; 3, fenêtre ovale; 4, limaçon; 5, vestibule; 6, fenêtre ronde; 7, canal vertical postérieur.

tympan influencent les terminaisons du nerf acoustique qui les transmet au cerveau, lequel perçoit la sensation d'un son.

Telle est, bien sommairement décrite, la composition des parties qui constituent notre oreille.

Le mécanisme de l'audition est, on peut le voir, très compliqué; il ressort de ce qui précède qu'il est d'une importance capitale de bien s'en rendre compte, même d'une façon succincte, pour bien comprendre l'influence et l'importance des règles de l'hygiène. L'hygiène, en effet, n'est ici que la déduction des faits qui se passent normalement dans notre oreille. Vouloir faire de l'hygiène sans connaître un tant soit peu l'organisation de l'organe de l'ouïe, serait comparable à vouloir entretenir en bon état une machine dont le mécanisme nous serait inconnu, on s'exposerait infailliblement à briser quelques rouages et à la détraquer pour jamais.

Il en est de même pour l'oreille, aussi je ne saurais trop recommander aux élèves sérieux d'approfondir ces notions anatomiques et physiologiques qui leur donneront mieux que toutes les explications d'un professeur, les raisons des règles de l'hygiène. Ils pourront ainsi s'expliquer facilement les *pourquoi* de recommandations banales au premier abord et dont l'importance leur sautera aisément aux yeux, s'ils possèdent bien les notions principales d'anatomie et de physiologie. Dans le chapitre suivant je vais décrire le nez et montrer les connexions intimes qui existent entre cet organe et l'oreille.

CHAPITRE II

ANATOMIE ET PHYSIOLOGIE DU NEZ

Pour le public, le nez est cette sorte de pyramide variable dans sa forme et dans sa longueur qui a son sommet entre les deux yeux et sa base au-dessus de la lèvre supérieure. Cette manière de concevoir le nez peut suffire à un peintre, mais elle est très incomplète. En réalité le nez est beaucoup plus étendu et plus compliqué, c'est une cavité représentant une vaste coquille formée par les excavations des os maxillaires supérieurs, très largement ouverte en avant et en arrière, divisée par une cloison médiane en deux compartiments; sur les deux côtés externes, trois petits os font saillie: ils ont une forme un peu enroulée et sont nommés cornets.

Tout ce qui précède demande quelques explications.

La base du nez n'est pas seulement formée par les ouvertures des narines que tout le monde connaît; elle se prolonge en arrière jusqu'à l'arrière gorge.

Il existe ainsi un véritable plancher situé au-dessus de la voûte de la bouche et formé par les os mêmes qui forment cette voûte osseuse, de telle sorte que l'axe du nez n'est pas de bas en haut comme les apparences pourraient le faire croire, mais se dirige directement et horizontalement d'avant en arrière; c'est là un point

méconnu par bien des personnes qui se figurent que
pour introduire quelque chose dans le nez, il faut le
diriger de bas en haut. Si l'on agit ainsi, en effet, on va
heurter la voûte du nez tandis que c'est directement en

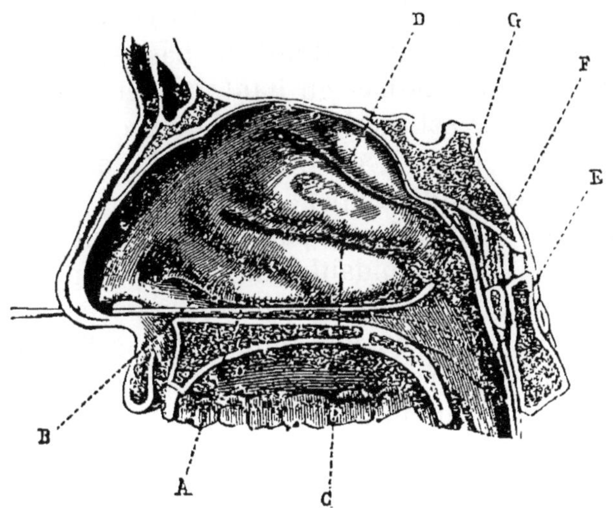

Fig. 5. — *Coupe longitudinale à travers le nez et le pharynx nasal.*
A, plancher de la fosse nasale droite. — B, cornet inférieur.— C, cornet moyen.— D, cornet supérieur. — E, voile
du palais soulevé au moment où le malade fait un mouvement de déglutition. — F, voile du palais au repos. —
G, pavillon de la trompe d'Eustache dans lequel se trouve
engagé le bec d'une sonde.

suivant une ligne bien horizontale qu'il faudrait agir; je
tiens à bien faire ressortir cette erreur communément
répandue.

Le nez est divisé en deux compartiments qui ne communiquent point l'un avec l'autre. La cloison qui les
sépare est formée en avant par des cartilages comme on
peut s'en assurer facilement en se mettant le doigt dans
le nez, ce qui est, entre parenthèse, une bien mauvaise
habitude que contractent trop souvent les élèves.

Cette partie cartilagineuse est soudée à une lame
osseuse verticale qui la continue et contribue à former
les deux fosses nasales en arrière.

Ainsi donc nous connaissons maintenant le plancher du nez et sa cloison ; il nous reste à examiner sa voûte et les faces latérales de chacune des fosses nasales.

La voûte en avant, formée par des cartilages, va de la pointe du nez en s'élevant progressivement, de telle sorte qu'en arrière elle atteint la base du crâne ; en se pinçant le nez de bas en haut on sent bien que la portion inférieure est molle et élastique, c'est la portion cartilagineuse ; puis à celle-ci succède en haut une deuxième portion formée par les os.

Chaque fosse nasale a une paroi interne qui n'est autre que la face correspondante de la cloison ; la face externe est formée par les maxillaires supérieures et elle présente trois petits os qui font saillie à l'intérieur et que l'on nomme *cornets ;* entre chaque cornet, existe une dépression que l'on nomme *méat*. La surface de cette face externe est ainsi plus étendue que la face interne qui est lisse puisqu'elle est comme hérissée de ces trois éminences. Le cornet inférieur est le plus volumineux.

Enfin le nez a deux ouvertures : l'une en avant qui regarde en bas et qui est bien connue, l'autre postérieure est divisée également en deux par la cloison ; chaque ouverture y a la forme d'un ovale dont le diamètre vertical est de 2 à 2 centimètres et demie. On leur a donné le nom de *choanes*.

Si l'on a bien saisi ce qui précède on verra facilement que le nez est une vaste cavité creusée au milieu de la face dans toute l'épaisseur des os ; qu'il est divisé en deux narines par une cloison verticale ; qu'il s'ouvre largement en arrière et qu'en avant chez le vivant l'ouverture antérieure est modifiée par la présence des cartilages. Cette disposition devient bien visible en regardant une tête de mort. A l'état normal enfin toute la surface interne du nez est tapissée par une muqueuse.

Le nez ne nous sert pas seulement à sentir, il sert aussi à respirer et à parler ou chanter.

On peut ainsi considérer au nez deux régions : l'une qui nous fait percevoir les odeurs est formée par la voûte et la partie supérieure des parois, l'autre inférieure sert plus spécialement à la respiration ; c'est surtout cette dernière qui doit nous occuper. Son but est de faire parcourir à l'air que nous respirons un chemin suffisamment long pour qu'il s'échauffe et n'arrive pas au larynx trop froid et chargé de poussières. Ce rôle est très important et n'est rempli d'une manière convenable que par le nez ; la bouche ne saurait y suppléer ; chacun sait du reste la difficulté que l'on éprouve à respirer sous l'influence d'un simple rhume de cerveau.

Le nez sert de caisse de résonnance dans l'acte de la parole ou du chant, je ne fais ici que de le mentionner. Mais dira-t-on quelles relations peuvent donc exister entre le nez et l'oreille ?

Il en existe de très grandes. On peut dire d'une manière générale que toute affection du nez retentit plus ou moins sur l'oreille, et voici pourquoi : il faut se rappeler que l'ouverture de la trompe d'Eustache existe dans l'arrière gorge, très près et au niveau de l'ouverture postérieure du nez. Or toute inflammation de la muqueuse du nez retentit presque fatalement sur la trompe d'Eustache, l'inflammation gagne de proche en proche et par suite du gonflement de la muqueuse de la trompe qui en est la conséquence, ce petit conduit se bouche.

J'ai dit plus haut le rôle important de la trompe ; si ce conduit est bouché et enflammé, outre que l'inflammation, peut par ce chemin gagner l'oreille moyenne, l'air ne s'y trouve plus renouvelé, il n'y a plus l'équilibre de pression sur les deux faces de la membrane du tympan si nécessaire à son fonctionnement et on entend fatalement bien moins. C'est ce qui arrive dans le simple rhume de cerveau. Tout le monde sait que l'on peut devenir plus ou moins sourd temporairement pendant un coriza. Quoique plus loin je revienne sur ce sujet, je saisis cette occasion pour signaler toute l'influence néfaste pour l'audition de ces rhumes de cerveau trop souvent répétés.

Outre cette cause si fréquente il en existe bien d'autres ; il peut exister dans le nez diverses tumeurs qui même sans qu'il y ait inflammation viendront obstruer l'orifice de la trompe d'une façon toute mécanique. Ce qu'il faut bien retenir de ce qui précède c'est que le nez à cause du voisinage de l'embouchure de la trompe d'Eustache se trouve ainsi capable d'exercer une influence énorme sur l'oreille moyenne ; aussi, bien souvent, pour guérir une surdité, suffira-t-il de traiter et de guérir une affection nasale ; c'est là un fait qui ressort clairement des notions anatomiques et physiologiques précédentes ; c'est aussi un point presque absolument inconnu dans le public et c'est pour cela que j'ai cru devoir tout spécialement y insister.

HYGIÈNE DE L'OREILLE

On peut définir l'hygiène, l'étude des moyens propres à conserver la santé ; cette science qui intéresse l'homme dans quelque situation qu'il se trouve et partout où il est, devrait être aussi la science la plus étudiée et la mieux connue. Savoir ce qu'il faut faire et ce qu'il ne faut pas faire pour éviter les maladies, parait au premier abord une des conditions les plus indispensables et les plus directement liées à l'existence même de tout individu. Malheureusement il y a encore beaucoup à faire dans cette voie ; ce n'est que depuis quelques années que l'hygiène a conquis une place dans le programme des études scolaires ; c'est donc aux jeunes générations actuelles qu'il appartient d'étudier avec un soin tout spécial les notions qui leur sont mises entre les mains. C'est par elles que plus tard l'hygiène pourra réellement occuper le rang qui lui appartient dans la somme des connaissances que tout homme doit posséder quelques soient ses occupations.

L'hygiène s'adressant à l'homme quelques soient les conditions où le hasard peut le mettre, peut être envisagée a bien des points de vue. C'est ainsi qu'on peut étudier l'hygiène générale, l'hygiène scolaire, l'hygiène sociale, etc..., etc.

D'autre part, certains de nos organes offrant un fonctionnement particulier et présentant une importance capitale sur notre manière de vivre, méritent de fixer plus spécialement notre attention. La vue, l'ouïe, la parole dépendent d'organes spéciaux et comme leur intégrité est tout à fait nécessaire, autant dans l'ordre intellectuel que physique, certains hygiénistes ont considéré ces organes pris à part et ont recherché quelles étaient les causes principales qui pouvaient leur nuire et les moyens de les éviter. C'est ainsi qu'à côté de l'hygiène générale s'est constituée l'hygiène spéciale. On a beaucoup écrit sur ce qui concerne la vue et la parole, mais jusqu'à ce jour l'ouïe a été complètement laissée de côté. Et cependant l'ouïe est un des plus importants de nos cinq sens, *c'est le plus intellectuel de tous les sens* a dit le professeur Ball; et Montegazza le proclame *le sens social par excellence.*

L'aveugle est comme un étranger dans le monde physique ; le sourd est un étranger dans le monde moral (Bonnafont). Nous avons donc le même intérêt à conserver intact le sens de l'ouïe que le sens de la vue. C'est pourquoi l'on doit donner à l'un et à l'autre une égale attention. Apprenons donc à savoir garder dans toute son intégrité le sens de l'ouïe. Pour ceux qui ont vécu près de parents ou d'amis atteints de surdité il leur sera facile de juger de l'importance que l'on doit attacher au bon fonctionnement de l'oreille et ils se rappelleront combien l'existence devient triste et difficile à celui qui se trouve ainsi privé de l'audition.

CHAPITRE III

DES SOINS DE PROPRETÉ A DONNER A L'OREILLE

Il peut sembler au premier abord banal et même puérile d'écrire tout un chapitre sur ce sujet. Cependant, c'est avec intention que je l'ai fait, afin de le mettre plus en relief et d'attirer plus spécialement l'attention sur ce point si négligé. Les enfants se préoccupent généralement peu de la propreté de l'oreille et les grandes personnes s'en occupent souvent beaucoup trop. Il est nécessaire pour le bon fonctionnement de nos organes que l'on prenne des soins de propreté, mais encore faut-il que ceux-ci soient pris intelligemment.

Il est donc utile d'entrer dans quelques détails sur ce sujet.

Chez les jeunes enfants ce sont les parents ou les domestiques qui veillent à la propreté de l'oreille. Ils devront savoir que l'oreille n'a pas acquis alors tout son développement et que le conduit auditif est chez eux très court; s'ils enfonçaient un instrument rigide quelconque, sans précaution, ils s'exposeraient ainsi à blesser la membrane du tympan, et à produire des désordres qui, mal soignés, peuvent amener la surdité d'autant plus redoutable quant au développement intellectuel ultérieur qu'elle se produit de meilleure heure.

Chez les enfants sales qui ne se nettoient jamais, toutes les poussières extérieures viennent s'accumuler soit sur le pavillon de l'oreille, soit dans le conduit. Cet état de saleté permanente peut amener chez les enfants prédisposés de l'eczéma. De plus, des œufs de divers insectes peuvent y éclore et l'on a vu ainsi des larves se développer dans l'oreille. La figure 6 représente un champignon, (Aspergillus nigricans) que l'on rencontre quelquefois dans certaines affections de l'oreille.

Pour les grandes personnes, la propreté de l'oreille consiste surtout à enlever les moindres traces de cérumen.

J'ai dit en traitant de l'anatomie de l'oreille ce que c'est que le cérumen; cette matière jaune-brunâtre provient de petites glandes situées dans la peau du conduit auditif. Son rôle est d'arrêter les poussières extérieures et même d'éloigner les insectes qui voudraient s'y introduire. Elle a donc une certaine utilité; à l'état normal, sa sécrétion est peu abondante. Sous l'influence de l'évaporation, elle se dessèche et tombe par écailles; il importe de bien connaître ce qui précède. Or certaines personnes et je pourrais dire beaucoup de personnes s'acharnent à chaque instant à l'enlever au fur et à mesure qu'elle est secrétée.

C'est là une déplorable pratique qui peut avoir de graves conséquences pour l'audition; il n'est pas d'objets les plus divers que l'on emploie pour y arriver : les cure-oreilles de toutes espèces, allumettes, bouts de bois, morceaux de papier roulé, épingles, épingles à cheveux, aiguilles à tricoter etc., tout est bon.

Voici les résultats funestes qui se produisent souvent : avec les corps durs et rigides employés il arrive que l'on s'écorche la peau du conduit auditif, il en résulte des démangeaisons qui provoquent de nouveaux grattages, puis bientôt une inflammation plus ou moins sérieuse se produit dans le conduit auditif, d'où douleurs assez vives, bourdonnement d'oreilles, surdité. Voilà un premier résultat. Un autre plus grave peut survenir. La membrane du tympan peut être crevée et alors c'est la caisse du tympan qui s'enflammera ; les douleurs seront cette fois très vives, l'audition sera plus sérieusement compromise, non seulement momentanément mais même

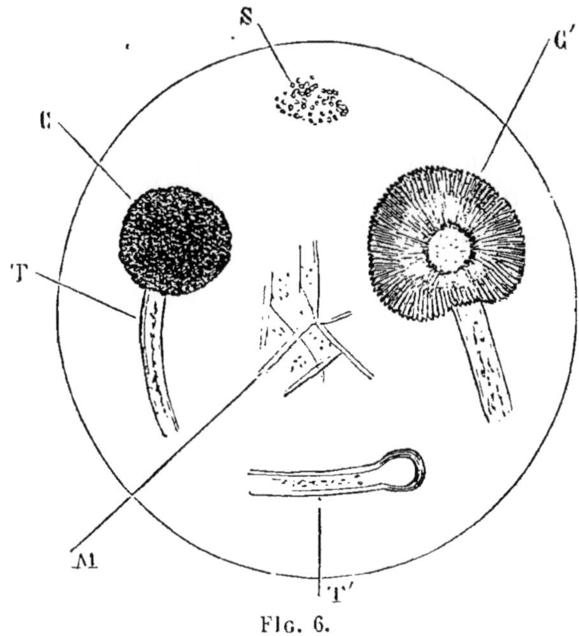

FIG. 6.

Aspergillus nigricans. — M, mycélium ; T, tiges du champignon ; C, capitule couvert de spores : C', capitule dépouillé de spores ; T'' tiges détachées de leur capitule ; S, spores détachées.

pour l'avenir ; car il faut savoir que toute inflammation de la caisse peut devenir chronique. Enfin l'inflammation peut amener, surtout sur les personnes lymphatiques ou débilitées, la suppuration de la caisse avec toutes ses conséquences que nous exposerons plus loin.

Dans des cas rares, il est vrai, mais qui ont eu lieu, la mort peut survenir. J'ai vu une personne qui avait la mauvaise habitude de s'introduire une aiguille à tricoter en guise de cure-oreille, ayant fait un faux mouvement se perforer le tympan et aller atteindre l'oreille interne. Cette personne mourut au bout de 24 heures.

Je suis donc d'avis que l'on supprime pour la toilette de l'oreille tout corps dur et rigide quelqu'il soit.

Comment doit-on donc faire pour obtenir sans inconvénients la propreté de l'oreille ?

Incontestablement le meilleur moyen, celui qui n'expose à aucun danger, est de recouvrir le petit doigt d'un linge fin légèrement humide et de s'en servir en l'introduisant dans le conduit auditif. Ce mouvement nous est familier et chose plus sérieuse, il est inoffensif.

On peut encore rouler le coin d'une serviette et s'en servir comme cure-oreille, mais encore à la condition de ne point chercher à pénétrer profondément. Ces petits moyens sont encore les plus pratiques et les plus simples.

Tous les corps rigides employés comme cure-oreille, même recouverts d'un linge ou d'un peu de ouate, sont mauvais et on ne doit jamais s'en servir. On a inventé des cure-oreilles formés par une petite éponge conique montée sur un manche, c'est encore un mauvais moyen ; l'éponge ainsi introduite, le plus souvent humide, repousse le cérumen dans le fond du conduit auditif sans l'enlever. Elle remplit de plus ce conduit d'eau ce qui peut être nuisible, comme nous le verrons plus loin.

Chez les jeunes enfants surtout on ne saurait trop prendre de précautions ; jamais vous ne devez introduire un corps dur dans leur conduit auditif. Il ne faut pas croire qu'en usant du procédé que je recommande, comme le seul bon, l'oreille reste ce qu'on peut appeler sale ; il reste certainement dans les parties profondes du cérumen ; mais ce cérumen n'est point nuisible, tant s'en faut ; c'est un produit physiologique utile, je dirai même nécessaire. La nature a ainsi construit l'oreille, nous devons nous incliner ; vouloir chercher à extraire cette sécrétion serait comparable à vouloir tarir toute autre substance sécrétée par des glandes.

Il faut donc, en résumé, ne point pousser trop loin notre talent. La propreté de l'oreille consiste à nettoyer le pavillon et ses replis, ainsi que le premier tiers du conduit auditif; vouloir aller plus loin serait une faute et un danger.

CHAPITRE IV

DES PRINCIPALES CAUSES QUI PRODUISENT LES DIVERSES MALADIES DE L'OREILLE

Les causes qui peuvent amener une altération de l'ouïe sont extrêmement nombreuses. Aussi est-il nécessaire de les classer pour pouvoir en faire une étude facile à retenir et exempte de confusion.

Je les ai divisées en cinq classes :

La première classe, comprend l'étude des causes provenant de l'influence du milieu.

La seconde classe, celle des causes qui agissent d'une manière directe sur l'ouïe.

La troisième classe, est celle des causes provenant d'affections des organes voisins de l'oreille.

La quatrième classe, celle des causes provenant d'affections atteignant notre organisme tout entier, et de la constitution propre à chacun de nous.

La cinquième classe, celle des causes provenant des professions.

Cette division nous permettra de faire un exposé clair et méthodique, en n'étudiant à la fois que les causes qui agissent de la même manière.

Je ne prétends pas toutefois qu'elle soit la meilleure,

mais elle me parait suffisante pour le but que j'ai cherché à atteindre.

1re CLASSE

CAUSES PROVENANT DE L'INFLUENCE DU MILIEU

Le terme *milieu* se dit du fluide qui environne les corps. Ainsi l'air est le milieu où nous vivons, l'eau est le milieu où vivent les poissons. C'est donc spécialement l'air considéré comme milieu que nous allons étudier.

Nous passerons donc en revue tout ce qui concerne l'air qui nous environne c'est-à-dire :

1º La température.
2º La pression atmosphérique.
3º Les saisons.
4º Les climats.
5º Les localités.
6º Les habitations.
7º Les salles de cours.
8º Les vêtements.

Température. — De même que pour nos autres organes l'influence de la température de l'air extérieur s'exerce sur l'oreille. Le froid produit souvent des engelures du pavillon qui sont fort douloureuses. Les courants d'air froids sont spécialement à éviter; ils sont surtout nuisibles chez le jeune enfant, c'est pour cela qu'il faut avoir soin de maintenir la chambre à une température constante nuit et jour et éviter de placer son berceau, comme on le fait encore bien souvent, entre une porte et une cheminée ou encore près d'une fenêtre qui ferme mal. La transition brusque d'un milieu chaud dans un milieu froid est la cause de bon nombre d'inflammations de l'oreille.

Les courants d'air, même lorsque l'air est chaud, sont

à craindre surtout après un exercice qui a amené de la transpiration ; quoiqu'il soit bon de s'habituer de bonne heure aux changements de température, en hiver, par un temps froid et humide, il n'est point inutile souvent de mettre à l'entrée du conduit auditif un peu de coton. Par ce moyen facile, on évitera, quand le vent souffle avec violence, l'accès d'un air trop froid sur la membrane du tympan.

Bien des personnes agissent ainsi avec raison, mais bien souvent, pour ne pas dire toujours, ce petit procédé est fort mal exécuté dans la pratique. Il n'est pas rare, en effet, de rencontrer des gens qui pelotonnent, en le pressant fortement jusqu'à lui donner la consistance d'une petite balle, le bourdonnet de ouate ; c'est une mauvaise manière d'opérer. Le but à atteindre est simplement, en effet, d'intercepter l'accès de l'air froid, et pour y arriver il suffit d'une mince couche de ouate bien étirée, au lieu d'être comprimée. La balle de ouate empêche d'entendre, de plus, on peut la repousser profondément dans le conduit, ce que j'ai plusieurs fois observé ; on l'oublie alors facilement, ou bien l'on croit l'avoir perdue et l'on s'étonne d'être sourd. Le mieux est donc de ne mettre qu'une légère couche bien étirée qui ne nuit en rien à l'audition et qui n'offre aucun inconvénient.

Pression atmosphérique. — Chacun sait que l'air qui nous environne est un corps pesant ; un litre d'air pèse 1 gramme 3, le poids que supporte un homme de moyenne taille est de 14 à 15,000 kilogrammes. Cette pression s'exerce à la surface de notre corps dans tous les sens et par cela même est neutralisée, ce qui nous permet de nous mouvoir comme si elle n'existait pas. On la mesure au moyen du baromètre et l'on sait qu'au bord de la mer, à l'état normal, la pression atmosphérique s'équilibre avec celle d'une colonne de mercure de 76 centimètres de hauteur.

La membrane du tympan est la partie de l'oreille sur laquelle l'action de la pesanteur de l'air s'exerce le plus directement. J'ai montré en parlant de l'anatomie et de la physiologie de cette membrane, combien il était nécessaire, pour son bon fonctionnement, que la pression qu'elle supporte soit égale sur sa face externe et sur sa face interne ; je n'y reviendrai pas. A mesure que l'on s'élève au-dessus dela surface de la terre, la pression atmosphérique diminue ; il en résulte, à une certaine hauteur, un malaise général qui a été nommé au xve siècle, par Da Costa, mal des montagnes. Parmi les symptômes de cet état spécial se trouvent les bourdonnements d'oreille et le vertige. On l'observe bien dans les ascensions en ballon.

Certaines professions font que les ouvriers qui les exercent passent assez rapidement d'un milieu où l'air a été comprimé à l'air extérieur ; il en résulte des accidents souvent graves, sur lesquels je m'étendrai plus loin.

Chez les personnes qui commencent à devenir sourdes, l'influence de la pression est manifeste. Elles entendent beaucoup moins bien par les temps bas et orageux, c'est une remarque facile à faire. Nous étudierons plus loin l'influence des détonations sur l'organe de l'ouïe.

Climats. Saisons. — Dans nos pays où le climat est dit tempéré, les saisons se succèdent périodiquement ; c'est surtout pendant les saisons de transition, l'automne et le printemps, que se manifestent le plus les affections de l'oreille. C'est donc spécialement pendant ces périodes de l'année qu'il faudra se garantir avec le plus de soin de ces changements souvent brusques de la température. C'est l'époque des rhumes et des maux de gorge qu'il faut savoir éviter, comme nous le verrons plus loin. Parmi les autres climats, ce sont surtout les climats froids et humides qui ont le plus d'influence sur la production des maladies auriculaires.

Localités. — Rien n'est variable comme l'influence des localités sur les affections de l'oreille. Tout dépend d'une foule de causes, telles que la configuration du terrain, l'orientation des vents dominants, l'état du sol, la proximité des cours d'eau, etc. L'oreille, comme tous les autres organes, du reste, subit l'action de ces diverses causes ; c'est surtout dans les vallées humides, où règnent les brouillards que l'on remarque le plus les affections catarrhales de la gorge, du nez et de l'oreille.

Mais il est un point sur lequel je m'étendrai plus volontiers, c'est l'influence exercée sur l'oreille par les bords de la mer ; cette question est d'autant plus intéressante que bon nombre d'auteurs ne sont pas d'accord sur ce point. Aujourd'hui surtout que l'on crée des stations maritimes pour les enfants scrofuleux, chez qui les affections de l'organe de l'ouïe sont très fréquentes, il importe d'étudier ce sujet d'une manière aussi exacte que possible. On a prétendu que les bords de la mer exerçaient une influence néfaste sur l'oreille. Ainsi posée, cette remarque ne me semble pas exacte ; on me permettra de la discuter avec connaissance de cause, puisque pendant plus de dix ans, j'ai pu étudier ces faits sur les lieux mêmes, alors que j'étais médecin de la marine. Pendant plus de dix années j'ai pu observer l'influence de l'air de la mer sur les populations maritimes de notre littoral et sur les matelots qui étaient confiés à mes soins, tant dans les hôpitaux de la marine qu'à bord des bâtiments. Voici le résultat de mes observations. Je puis affirmer que, toute proportion gardée et eu égard aux conditions plus ou moins défectueuses d'hygiène des sujets observés, les affections de l'oreille ne sont pas plus fréquentes sur les bords de la mer que dans l'intérieur des terres. Il faut, en effet, tenir compte de beaucoup de conditions qui ne dépendent pas de l'air de la mer et que l'on trouve aussi bien partout ailleurs. Ce n'est pas une raison parce qu'à un moment donné on pourra observer un nombre plus ou moins considérable d'inflammations de l'oreille pour que l'air puisse être réellement incriminé. Il faut tenir compte des saisons, de la température, des vents, des pluies et surtout de la constitution et du tempérament des malades. Toutes ces causes sont communes avec les bords de la mer et les autres localités. Il ne faut pas se laisser induire en erreur et négliger tous ces facteurs qui ont bien leur importance, dans la solution d'un problème aussi complexe. Bien plus, quiconque a vécu sur mer saura qu'il vaut mieux être mouillé extérieurement par l'eau salée que par l'eau de pluie. Il serait à désirer, pour élucider cette question, bien qu'elle me paraisse résolue par ma pratique, que les médecins des ports de mer fissent une statistique des cas d'affections d'oreille qu'ils peuven observer, en notant bien les causes de chacune d'elles; cette statistique rapprochée de celle des médecins qui exercent au milieu des terres serait très instructive.

Mais, tout n'est pas faux dans l'assertion que je viens de combattre, il est certain que les bords de la mer exercent une action défavorable sur une affection déjà existante de l'oreille. Ce fait a été souvent signalé, et je l'ai moi-même observé. Les personnes atteintes d'une maladie inflammatoire de l'oreille qui vont passer un certain temps sur une plage sont sujettes à voir cette affection s'aggraver. Est-ce bien encore dans le cas, le résultat de l'influence directe de l'atmosphère maritime?

Ne faut-il pas plutôt incriminer les vents plus ou moins violents qui y règnent à un dégré et avec une fréquence supérieurs à ce qui se passe dans l'intérieur des terres? En tout cas, le fait m'a paru exact.

Aussi doit-on recommander de prendre de grandes précautions aux personnes déjà souffrantes.

Mais doit-on, pour ce seul motif, refuser aux enfants scrofuleux dont l'oreille coule, par exemple, d'aller chercher dans les stations maritimes leur guérison. Ce serait à mon sens pousser beaucoup trop loin les choses; seulement ce qu'il faut retenir, c'est que l'enfant scrofuleux qui arrive au bord de la mer avec une affection de l'oreille doit s'entourer de plus de précautions qu'un autre non atteint de la même maladie. Il faudra surtout, pendant le début de son séjour, qu'il garantisse ses oreilles de l'influence du vent, qu'il évite, s'il se promène en canot, de recevoir de l'eau de mer dans son conduit auditif, comme cela arrive fréquemment, et sache s'abstenir de sortir quand le temps est mauvais ; s'il se baigne, il doit bien clore ses oreilles et éviter toute pénétration de l'eau salée. J'insisterai avec raison sur ce point ; l'introduction d'eau soit salée, soit douce, dans le conduit auditif exerce la plus mauvaise influence sur l'audition. On le remarque bien chez les plongeurs qui ne prennent pas de précautions. En suivant ces conseils, le séjour au bord de la mer ne sera pas plus dangereux que dans tout autre localité. Telle me paraît être la conduite à tenir en pareil cas. L'opinion de ceux qui trouvent les bords de mer dangereux me paraît donc tout au moins bien hasardée.

Habitations. — L'habitation est un milieu artificiel destiné à abriter l'homme et à le protéger. C'est surtout en étudiant l'hygiène générale que l'on pourra se rendre compte des conditions nécessaires à la salubrité de l'habitation. Je n'ai donc point à m'étendre sur ce sujet et je renvoie aux traités généraux d'hygiène. Il est cependant un point que je dois signaler. Dans bon nombre de maisons, surtout celles occupées par la classe ouvrière, il est remarquable de voir le nombre de portes, au moins deux, quelquefois trois, qui ferment souvent mal et par où l'air froid s'introduit. Ajoutez à cela les fenêtres et la cheminée, et vous verrez à combien de causes de refroidissement peut être exposé, surtout en hiver, l'individu, soit qu'il se chauffe au coin du feu, soit qu'il se trouve dans son lit.

Les lits des enfants sont souvent entre deux portes ou près de la fenêtre et bien souvent, les maux de gorge et les rhumes sont engendrés par cette mauvaise disposition, qui peut avoir ainsi une fâcheuse influence sur l'oreille.

A la campagne, dans les fermes, ces conditions sont encore bien plus défectueuses ; la porte est constamment ouverte et souvent le lit est en face de la porte. Ce sont là, incontestablement, de mauvaises conditions d'hygiène, causes d'un grand nombre d'affections diverses ; il me suffira de les signaler.

Salle de cours. — On trouvera dans les cours d'hygiène générale et d'hygiène scolaire (voir *Cours d'hygiène* par le D*r* Elie Pécaut et l'*hygiène à l'école* de J. Bach et A. Boutrois), les conditions de salubrité d'une classe. J'insisterai ici seulement sur ce qui concerne l'acoustique. Bien des classes sont encore défectueuses à ce point de vue. Ceci provient de la construction même de la classe. Il y en a qui sont trop sonores, la voix du maître retentit comme un écho et les élèves l'entendent mal. Si la classe est trop sourde, l'effort fait par le professeur ne contribuera pas peu à fatiguer son larynx et viendra s'ajouter aux autres causes nuisibles qui attaquent trop souvent l'organe de la voix.

« Les dimensions d'une salle d'étude doivent être pro-
« portionnées entre elles, de telle sorte qu'aucune de ses
« dimensions ne l'emporte d'une façon excessive sur les
« autres. La forme rectangulaire se rapprochant plus ou
« moins du carré est la forme habituelle. La forme hémi-
« cyclique serait beaucoup plus favorable au point de
« vue de l'acoustique, mais les difficultés de construc-
« qu'elle entraîne, font préférer, pour les petites écoles,
« la forme rectangulaire. »
(J. Bach et A. Boutrois. L'*Hygiène à l'école*).

Ce qui précède est parfaitement exact, j'ai rencontré, dans ma pratique, un assez grand nombre d'instituteurs et de professeurs atteints d'affections du larynx et il m'a été permis bien souvent de reconnaître que les efforts nécessaires pour se faire entendre dans une salle où l'acoustique était défectueux, était une des principales causes de ces maladies. Aujourd'hui, avec les progrès accomplis dans tout ce qui touche à l'école, il est plus que probable que cette cause très importante tendra de plus en plus à disparaître.

Vêtements. — J'ai rangé l'étude des vêtements dans ce chapitre, parce que c'est par les vêtements que l'homme se protège contre l'influence nuisible du milieu. C'est, en effet, par les vêtements que nous supportons sans danger, le froid, la chaleur, la lumière, l'humidité.

C'est donc pour l'homme un véritable milieu et l'on a eu raison de dire qu'il est le milieu de la respiration cutanée. Il s'oppose plus ou moins complètement à la déperdition de la chaleur organique par rayonnement, par conductibilité et par évaporation. Je ne puis faire ici l'étude hygiénique complète des vêtements ; ceci concerne surtout l'hygiène générale. Je ne veux donc retenir que certains points qui ont une influence plus directe sur l'audition.

Tout d'abord, la coiffure mérite notre attention ; c'est surtout chez le jeune enfant qu'elle est importante. A cet âge, il faut éviter toute cause de refroidissement, une coiffure est donc de rigueur chez le nouveau-né, il faut que les oreilles soient couvertes ; mais il faut aussi que le béguin de toile ou le bonnet ne serre en aucune façon la tête. Non seulement ce serait une gêne pour l'enfant, mais encore on peut ainsi déformer le pavillon de l'oreille. Chez le nouveau-né la tête grossit et s'accroît rapidement, il ne faut donc en aucune façon entraver ce que fait la nature.

Chez les enfants plus âgés, autrefois surtout, on recouvrait les oreilles pendant la mauvaise saison avec un bandeau, cela se voit encore fréquemment à la campagne.

Ce moyen me paraît mauvais d'abord parce qu'il serre trop, comprime le pavillon et présente les mêmes inconvénients à cet âge que le béguin trop serré chez le nouveau-né. Les casquettes qui se rabattent me paraissent bien meilleures ; elles sont du reste d'un usage fréquent, en ce moment à la campagne, pour les garçons. Pour les filles, le bonnet peu serré me paraît, d'après ce que j'ai pu constater, parfaitement suffisant.

Ceci m'amène à parler de la chevelure. Miot et Baratoum la considèrent comme le moyen de protection le plus naturel, le moins assujettissant et le meilleur (*Traité théorique et pratique des maladies de l'oreille et du nez.* Paris 1888). Malheureusement, la mode actuelle est de porter les cheveux courts, qui exigent moins de soins, il est vrai, mais laissent à découvert les oreilles et la nuque. Il serait donc à désirer qu'en hiver, surtout par les grands froids, les cheveux, sans avoir une longueur démesurée, soient assez longs pour retomber sur le pavillon et le recouvrir partiellement. Pour la même raison, il ne faut pas les faire couper par un temps froid et humide ; bien souvent, il en résulte un coriza et une inflammation plus ou moins graves des trompes d'Eustache. Ce qui précède s'applique également aux femmes, qui sont encore plus esclaves de la mode que les garçons.

La chaussure, qui doit être souple pour se mouler sur le pied et ne pas le blesser, doit aussi être forte et imperméable. Il est de connaissance vulgaire que le froid aux pieds prédispose aux rhumes et aux angines.

Certaines personnes ont l'habitude de porter du coton dans les oreilles, cette précaution qui peut être bonne dans certaines circonstances, comme en hiver par un froid vif et humide avec un vent violent, devient mauvaise quand elle se renouvelle tous les jours.

L'organe s'habitue et devient ainsi beaucoup plus sensible ; si par hasard le coton vient à tomber, alors peuvent survenir des névralgies et des inflammations. Tels sont les points spéciaux d'hygiène du vêtement, qui s'appliquent à l'oreille. Ce qu'il faut éviter et savoir prévenir c'est le rhume de cerveau et l'angine, dont l'action est particulièrement nuisible à l'audition. Il faut donc observer toutes les règles d'hygiène générale qui peuvent empêcher ces deux affections. Je reviendrai du reste plus loin sur ce sujet.

2ᵉ CLASSE

CAUSES QUI AGISSENT D'UNE MANIÈRE DIRECTE SUR L'OUIE

Parmi ces causes, se trouvent en première ligne tout ce qui peut blesser l'oreille. Les parties de celle-ci qui peuvent être intéressées sont surtout le pavillon, le conduit auditif et la membrane du tympan.

Je n'insiste pas sur les corps qui produisent la contusion du pavillon.

C'est surtout les morsures qui s'exercent sur cet organe. Dans une lutte, il arrive parfois que l'un des combattants morde à belles dents dans le pavillon de son adversaire ; on a vu et on le voit encore même de nos jours des morceaux du pavillon presque tout entier, détachés ainsi avec les dents. En pareilles circonstances, il faut savoir que les fragments détachés ne doivent point être rejetés, mais que bien lavés et bien recousus peu de temps après l'accident, ces parties peuvent se recoller parfaitement ; il suffira donc de prendre le fragment, de le bien laver avec de l'eau phéniquée et de le remettre en place au moyen de points de sutures, ce qu'un médecin immédiatement prévenu fera facilement.

Un autre genre de blessure qui atteint journellement le pavillon est la perforation du lobule dans le but spécial d'introduire des pendants d'oreille. Je tiens ici à protester avec énergie contre la mauvaise habitude que l'on a encore de nos jours de perforer le lobule chez les jeunes enfants. J'ai vu des petites filles de 4 à 5 ans qui avaient subi cette petite opération.

On va ainsi à l'encontre même du but que l'on se propose, la perforation du lobule se fait dans toutes les classes de la société pour pouvoir introduire des ornements. C'est donc par coquetterie pour obtenir un embellissement de la petite personne, dans un but d'esthétique en un mot que l'on pratique cette perforation ; or le lobule d'un enfant si jeune est bien fragile, il suffit de pendants un peu lourds ou à crochets trop tranchants pour que le lobule arrive à être entièrement sectionné. Il n'est pas rare de rencontrer ainsi des femmes qui ont une vaste entaille avec cicatrice indélébile, ce n'est évidemment pas le but que l'on se propose.

D'un autre côté ce sont surtout les horlogers qui ont la spécialité de mettre les pendants d'oreilles, leurs instruments sont souvent sales et je puis certifier que bon nombre d'eczémas doivent leur origine à cette manière de faire. Donc avant de perforer le lobule d'un enfant il faut attendre que le pavillon de l'oreille ait subi son développement à peu près complet, n'y pas mettre surtout au début des pendants trop lourds, veiller enfin que cette opération se fasse proprement dans le sens vraiment chirurgical du mot ; c'est ainsi que vous éviterez bien des accidents et des déformations.

J'ai mentionné dans mon premier chapitre, en parlant de la propreté de l'oreille, l'abus journalier que l'on fait des cure-oreilles ; j'insiste de nouveau sur ce point. Les cure-oreilles en général doivent être bannis de la pratique. Que de sourds se présentent au médecin et qui ne doivent qu'à eux-mêmes leur infirmité. Il faut être propre, mais encore faut-il le faire sans danger et avec profit.

Les enfants ont souvent une mauvaise habitude, celle d'introduire dans le conduit auditif, des corps étrangers. Par une étrange manie, propre à leur âge, on les voit le bourrer de toutes sortes de choses, cailloux, haricots, morceaux de crayon, noyaux de cerise, grains de chapelets, boulettes de papier, de coton, fragments de branches, grains de blé, d'avoine, etc., il serait bien trop long d'en faire l'énumération.

Il est ici une remarque capitale à faire, quoique les corps étrangers de l'oreille puissent déterminer des accidents sérieux tels que, migraine, toux sèche, opiniâtre, attaques nerveuses simulant l'épilepsie, vomissements fréquents, troubles de la sensibilité et même dans quelques cas très rares la mort, ce n'est pas ordinairement sa présence qui offre le danger le plus réel. On a remarqué en effet, que *les conséquences fâcheuses* du séjour des corps étrangers dans l'oreille, *sont amenés par des tentatives d'extraction irrationnelles, violentes* (Politzer).

Bien des corps étrangers en effet, séjournent de longues années sans amener des troubles sérieux. Ce n'est que lorsqu'une main maladroite, non exercée, vient produire des violences souvent considérables que les accidents éclatent.

Considérez donc comme une règle absolue d'hygiène, de ne jamais toucher à un corps étranger de l'oreille. Allez trouver dans ce cas un médecin compétent, un véritable spécialiste. Tout le monde se croit apte à enlever un corps étranger de l'oreille, il en est de cela comme pour les yeux ; ne savons-nous pas, que dans les ateliers où des éclats de fer ou autres viennent blesser l'œil, il existe presque partout, un ouvrier que l'on appelle le chirurgien et qui a la spécialité de ces sortes d'opérations, au grand détriment des individus atteints. Pour l'oreille, c'est encore pis ; quand un corps étranger s'y introduit, tout le monde veut l'extraire, le premier venu, sans parler des vieilles femmes et des rebouteurs. Si c'est un enfant, la mère essaiera d'abord, puis la voisine, puis un autre et le médecin ne sera appelé, que lorsque tout le monde aura échoué ou que des accidents graves se seront manifestés.

C'est ainsi que naissent ces inflammations avec vertige, douleurs intenses, suppuration, rupture de la membrane du tympan et parfois des accidents méningitiques mortels.

Les cas que je pourrais citer à l'appui de ce qui précède, ne sont malheureusement que trop fréquents. Quand la mort ne survient pas, il reste des altérations de l'ouïe souvent irrémédiables. Bien plus, un corps étranger qui serait facile à extraire pour un spécialiste, alors qu'aucune tentative maladroite n'a été faite, devient extrêmement difficile à enlever et nécessite parfois une véritable opération.

Persuadez-vous donc de l'importance qu'il y a ici, à ne point écouter tous les dires des personnes du public et rappelez-vous qu'un médecin exercé, est seul capable d'intervenir en pareil cas. Il existe un autre genre de corps étranger dans l'oreille qui est très fréquent; c'est l'accumulation dans le conduit auditif d'un produit normal, le cérumen: il arrive souvent que sans causes apparentes, le cérumen ordinairement sécrété en petite quantité, se produise en grande abondance et se moule dans le conduit, comme si on y avait versé de la cire liquide; au contact de l'air il se dessèche, durcit et produit divers accidents dont le moindre est la surdité.

Presque tout le monde se figure que cet état est amené par défaut de soins de propreté; c'est absolument faux, et c'est souvent par le défaut contraire que les petites glandes qui produisent le cérumen, forment cette hypersécrétion; quand ce phénomène se produit, il suffit d'aller trouver un spécialiste qui, avec un peu d'eau tiède, vous débarassera de ce véritable bouchon et vous rendra l'ouïe aussi normale qu'auparavant. Je dois ici, m'élever contre certaines tentatives d'extraction, qui se font encore de nos jours dans ce cas par certains praticiens. Ils emploient des curettes ou autres instruments qui doivent être entièrement laissés de côté comme dangereux. Le seul moyen inoffensif est l'injection d'eau tiède; c'est ce que savent bien tous les médecins qui ont quelques connaissances en otologie.

En dehors de ces diverses causes, il en existe d'autres : ce sont d'abord les détonations d'armes à feu. Comme ce sujet rentre dans le chapitre des professions, je ne ferai que le mentionner ici en renvoyant à l'étude des causes la cinquième classe. Parmi les autres causes agissant directement sur l'ouïe, signalons les coups de revolver, surtout dans les tentatives de suicide ; parfois dans ce cas, la balle s'aplatit contre la paroi du conduit. Quand la mort ne survient pas, il résulte le plus souvent des désordres irréparables qui entraînent à jamais la surdité.

3e CLASSE

CAUSES PROVENANT D'AFFECTIONS DES ORGANES VOISINS DE L'OREILLE

A plusieurs reprises, j'ai tout spécialement insisté sur les causes qui produisent l'inflammation du nez et de la gorge, cette question est assez importante pour être étudiée sérieusement dans un chapitre à part. Il suffira de posséder les notions d'anatomie et de physiologie décrites au début de cet ouvrage pour se convaincre de la possibilité de l'extension des maladies du nez et du pharynx à l'oreille. Bien plus, je puis ici affirmer qu'un grand nombre de cas de surdité dépendent de ces affections.

L'une des plus fréquentes est le vulgaire rhume de cerveau appelé aussi coryza. Il est rare que ceux qui en sont atteints, n'éprouvent pas au moins, d'une façon passagère, un certain affaiblissement de l'audition. Dans ces cas si fréquents, on remarque des bourdonnements (en général, bruit de vent dans les feuilles, de coquillage, de la mer) et une sensation de plénitude désagréable.

Tous ces phénomènes indiquent, d'une façon certaine, l'extension de l'inflammation de la muqueuse du nez à la trompe d'Eustache. Celle-ci se gonfle et l'air ne pénètre plus ou à grand'peine dans l'oreille moyenne, la surdité, dans ce cas, ne saurait nous surprendre étant donné le rôle physiologique de la trompe. Quand le rhume de cerveau se manifeste souvent à courts intervallles, l'inflammation de la trompe peut devenir chronique. La caisse du tympan peut participer à l'affection du nez et c'est ainsi que débutent bon nombre de cas de surdité qui n'ont pas d'autres causes.

D'autres affections du nez retentissent sur l'ouïe, ce sont les polypes et surtout l'hypertrophie des cornets et principalement du cornet inférieur. Dans ces cas, la respiration nasale se fait mal ou point du tout, et la personne malade est obligée de respirer par la bouche. La présence des polypes et l'hypertrophie des cornets sont deux causes de congestion permanente de la muqueuse nasale. Cette congestion peut gagner la trompe et la caisse, et pour ce motif, produire une surdité plus ou moins durable qui peut même devenir, au bout d'un temps plus ou moins long, définitive.

Lorsque l'on respire mal par le nez, quelle qu'en soit la cause, c'est par la bouche que la respiration a lieu.

Cette condition mauvaise engendre le plus souvent des inflammations des amygdales et du pharynx. Il en résulte que le nombre de causes qui peuvent atteindre l'ouïe va toujours croissant. A la congestion du nez, succède la congestion des organes de la gorge, tout s'enchaîne dans cette suite d'états pathologiques, et, comme l'embouchure de la trompe se trouve entre le nez et la partie supérieure du pharynx, comment ne pas admettre que celle-ci ne participera pas à l'inflammation commune ? C'est, du reste, une remarque facile à vérifier. Toutes les maladies du nez et de la gorge peuvent retentir sur l'oreille moyenne par la voie de la trompe d'Eustache ; il est donc vrai de dire ce que j'ai précédemment avancé, qu'il suffira dans beaucoup de cas, de guérir une affection du nez ou de la gorge pour supprimer une surdité. Le nez, la gorge et l'oreille sont liés entre eux par des rapports physiologiques et pathologiques. Il en résulte donc une règle d'hygiène importante. Faites soigner le plus tôt possible, toute affection du nez et toute maladie des amygdales et du pharynx, c'est malheureusement ce qui n'a pas lieu le plus souvent, c'est parce qu'on ignore ordinairement dans le public ces données si sérieuses que l'on s'étonne, comme je l'ai vu bien fréquemment, de voir un médecin spécialiste attacher plus d'importance à une affection du nez ou du pharynx qu'à la surdité même.

Il est une maladie du pharynx que l'on rencontre surtout chez les enfants, bien qu'elle puisse exister à tout âge. Tout le monde sait qu'il exis‡e entre les deux piliers du voile du palais deux organes nommés amygdales. Mais ce que l'on ne sait pas assez, c'est que dans la muqueuse du pharynx et principalement dans la partie de cette muqueuse qui est en regard de l'orifice postérieur des fosses nasales, et qui, masquée par le voile du palais, échappe à la vue, il se trouve disséminer de petits amas de substance en tout semblable par leur structure à l'amygdale. C'est donc une troisième amygdale que nous possédons et que nous ne voyons pas. Elle est fréquemment le siège d'hypertrophie; son volume augmente absolument de la même manière que s'hypertrophient, les deux amygdales que nous voyons, et voici ce qu'il en résulte. Sous l'influence de cette augmentation de volume. il se forme ainsi dans la partie supérieure du pharynx de véritables petites excroissances plus ou moins grosses. Celles-ci vont bientôt boucher |l'orifice postérieur des fosses nasales et fermer l'embouchure de la trompe. L'enfant ne peut plus respirer par le nez, il dort la bouche ouverte, ronfle très fortement, son visage prend un aspect caractéristique; il en résulte, si cet état de choses continue, une déformation de la bouche, une pharyngite granuleuse et une déformation du thorax. L'enfant respirant mal, arrive peu à peu à se mal nourrir il peut, ce qui survient le plus souvent, devenir sourd et dans beaucoup de cas, il existe une suppuration d'une ou des deux oreilles. Cet état ira toujours en s'aggravant, et ce n'est que par une petite opération que la guérison peut être obtenue; il faut enlever sans retard ces tumeurs pharyngiennes et rétablir la respiration nasale qui, seule est physiologique. Donc, lorsque vous verrez un enfant respirant mal ou pas du tout par le nez, n'hésitez jamais à le faire traiter, il y va de sa sa santé générale, de son développement ultérieur et de son audition.

Soyez donc entièrement persuadés que toute affection du nez et de la gorge chez un enfant, surtout si jeune soit-il, et précisément parce qu'il est très jeune, car la surdité à cet âge, entraine la mutité, doit être traitée très sérieusement.

Vous voyez, par ce court résumé, que les rapports pathologiques entre le nez, la gorge et l'oreille, sont extrêmement importants. Tout s'enchaîne dans cette trilogie, c'est cependant un fait bien souvent méconnu, totalement ignoré et c'est pour cette raison que j'ai cru devoir y insister d'une façon toute particulière. Si ce qui précède est vrai pour les enfants, il est également applicable à tout le monde, quel que soit l'âge des malades.

4ᵉ CLASSE

CAUSES PROVENANT D'AFFECTIONS ATTEIGNANT NOTRE ORGANISME TOUT ENTIER ET DE LA CONSTITUTION PROPRE A CHACUN DE NOUS.

D'une manière générale, toutes ou presque toutes les maladies que nous pouvons contracter, peuvent avoir un retentissement sur l'organe de l'ouïe. Je ne pourrais donc signaler ici que les principales, celles qui, le plus souvent, exercent leur funeste influence sur l'oreille.

Ce sont d'abord toutes les maladies infectieuses. Vous savez qu'aujourd'hui, on réserve ce nom aux affections dans lesquelles on a reconnu la présence d'un microbe, agent infectieux et cause première, quel que soit son mode d'action des désordres produits sur nos organes. Celle que l'on peut mettre en tête est la diphtérie. On sait que l'angine couenneuse et le croup en sont les deux manifestations. Il arrive souvent que le nez même participe à la maladie, et nous voyons ainsi qu'elle attaque plus spécialement trois organes, le larynx (croup), le pharynx et le nez. La trompe d'Eustache, dans certains cas, n'échappe pas à l'infection, et par ce chemin, les fausses membranes remontent jusqu'à la caisse du tympan. Il en résulte des désordres qui, après guérison, sont plus ou moins graves. L'ouïe est altérée à des degrés divers, mais toujours d'une manière très sérieuse et nous ne devons pas attendre dans ces cas pour y porter remède. Après la diphtérie, vient la rougeole; son apparition débute par une inflammation de la muqueuse du nez et de la gorge. C'est un catarrhe naso-pharyngien qui en est le commencement avant même l'éruption qui est plus tardive; c'est donc encore par la trompe que l'affection se propagera à la caisse du tympan.

Dans la scarlatine, c'est par l'angine que se marque le début de la maladie, cette angine peut être très forte et dominer toute la série des autres symptômes. Bien souvent encore, la diphtérie s'ajoute et même la gangrène du pharynx et des amygdales. Comment la trompe d'Eustache pourrait-elle échapper à ces diverses lésions? N'est-elle pas le conduit tout naturel qui va conduire le microbe jusqu'à l'oreille moyenne.

Dans la variole, l'éruption pustuleuse envahit les muqueuses aussi bien que la peau. Cette éruption peut affecter non-seulement le voile du palais, la face interne des joues, la langue, les gencives et les lèvres, mais encore s'étendre dans les fosses nasales, le larynx et la trachée. Quoi de surprenant que la trompe qui s'ouvre comme nous l'avons vu, entre le nez et le pharynx, soit elle même atteinte ?

Dans les maladies qui précèdent, il est facile de reconnaître que la nature même des lésions est une cause directe de la propagation de l'inflammation microbienne à l'oreille. Aussi les cas de surdité après guérison sont assez fréquents.

La coqueluche, que l'on attribue à un microbe siégeant dans le pharynx, est encore une cause de surdité. J'ai pu en constater quelques cas bien typiques. Il en est de même des oreillons, maladie due à l'inflammation de la parotide, glande salivaire qui touche au conduit auditif.

Dans toutes ces affections, nous devons signaler le siège même de la lésion anatomique qui, soit qu'elle intéresse la gorge et le nez, soit qu'elle se trouve au pourtour de l'oreille comme dans les oreillons, doit, sans aucun doute, exercer une action directe sur l'organe de l'ouïe.

Les affections infectieuses qui paraissent au premier abord, attaquer des organes plus éloignés, la fièvre typhoïde par exemple dont la lésion principale siège dans l'intestin, peuvent, par leurs complications, exercer une action directe sur l'ouïe. La surdité n'est pas rare après une fièvre typhoïde.

Il en est de même de la tuberculose; dans un certain nombre de suppurations de l'oreille, on a pu déceler la présence du bacille de Koch dans le pus.

Je ne fais que passer en revue les maladies les plus communes qui exercent leur action sur l'oreille, d'une manière incontestable, et pour certaines d'entre elles, il est facile d'expliquer la voie suivie par la maladie ou plutôt par le microbe qui l'engendre.

Vous devez donc porter toute votre attention sur les altérations de l'ouïe, consécutives aux maladies infectieuses. Ces troubles curables dans bon nombre de cas quand ils sont pris à temps, deviennent plus tard irrémédiables et vous devez apporter le plus grand soin à les faire traiter le plus tôt possible.

A côté de ces maladies aiguës qui attaquent notre organisme tout entier, se place naturellement ce que nous appelons la constitution.

Un des états spéciaux qui modifient, d'une manière toute particulière l'organisme, est le scrofule. En dehors de ses manifestations spéciales, elle attaque bien souvent l'oreille. C'est la cause première, ou du moins, la plus importante, qui produit la suppuration de la caisse du tympan. Vous connaissez tous, ces enfants chétifs, du conduit auditif desquels sort, nuit et jour, une quantité considérable de pus, répandant autour d'eux une odeur repoussante. Ce sont les victimes de la scrofule et leur constitution est admirablement préparée pour la tuberculose. Je m'étendrai plus loin sur cette affection si sale, si répugnante et pourtant si guérissable quand elle est prise à temps.

D'un autre côté, l'arthritisme avec ses manifestations telles que le rhumatisme, la goutte, etc., prédispose aussi à des accidents du côté de l'audition.

Vous le voyez, toutes les maladies générales que nous pouvons avoir, car je ne cite ici que les principales, peuvent retentir sur l'organe de l'ouïe. Aussi, devons-nous nous efforcer d'en conjurer les mauvais effets par un traitement prompt et rationnel; n'écoutez pas ceux qui vous diront : cela se passera, bien souvent une surdité plus ou moins complète, est la conséquence de ce **mauvais conseil.**

5ᵐᵉ CLASSE

CAUSES PROVENANT DES PROFESSIONS

Il semblerait rationnel que tout individu se préparant à une carrière quelconque, s'assurât que tous ses organes fussent intacts et spécialement ceux qui devront fonctionner journellement. En France, il n'en est pas malheureusement ainsi. En ce qui concerne les professions supérieures, telles que celles que l'on prépare à l'école polytechnique, à Saint-Cyr, à l'école navale, pour l'armée, à l'école centrale et autres pour le civil, ce n'est qu'au moment de se présenter à ces écoles, que l'on s'occupe réellement de savoir si le candidat est apte physiquement à exercer la profession. Après avoir dépensé bien des heures de travail et au moment de recueillir les fruits de son labeur, on passe devant une commission qui vous déclare, et le fait arrive quelquefois, inapte à la carrière que l'on se proposait d'embrasser. Il y a plus : les commissions d'examen s'attacheront à tout ce qui regarde la constitution en général, plus ce qui concerne la vue. On recommande dans les règlements, bien des choses à propos de la vue et chose bizarre, on n'a pas encore eu l'idée, que je sache, d'adjoindre aux membres de la commission, un médecin spécialiste, comme si tous les médecins étaient censés savoir tous l'oculistique, ce qui serait fort à souhaiter d'ailleurs, mais qui n'est pas encore passé dans la pratique. Quant à ce qui touche à l'audition, il peut se faire que les règlements s'en préoccupent, mais en général les commissions agissent comme si l'oreille n'existait pas. Il est juste cependant de dire que si le candidat est sourd comme un pot, s'il a un écoulement purulent qui répande autour de lui une odeur fétide et repoussante, le jury d'ordinaire le refuse, mais quant à connaître s'il y a une diminution sensible de l'acuité auditive, s'il existe des traces d'une affection antérieure grave, si des lésions de la membrane du tympan viennent prouver que le candidat a été plus ou moins sourd et qu'il est menacé, étant donné les conditions de la carrière qu'il va embrasser, de le devenir plus tard d'une manière irrémédiable, tout cela est passé sous silence, l'otologie n'a pas encore conquis droit de cité dans les commissions. Je n'exagère rien, je ne fais que constater un fait, il serait temps néanmoins de rectifier cette manière de faire; il a été une époque peu éloignée ou tout ce qui touchait aux études otologiques était traité avec dédain, je dirais même avec mépris; c'est encore ce que l'on rencontre aujourd'hui en province de la part de certains médecins, beaucoup plus que de la part des malades, qui se préoccupent peu de savoir comment et par qui ils ont été guéris. Ce serait donc une œuvre utile de ne plus négliger les affections de l'oreille, comme on l'a fait jusqu'ici. Il y aurait profit pour tout le monde, à mettre sur le même pied l'oculistique et l'otologie. Quant un enfant aussi intelligent que vous voudrez le supposer, se destine à une carrière dite du gouvernement, par exemple, Saint-Cyr ou la marine, si cet enfant est atteint d'une affection, soit provenant d'un vice de conformation de l'œil, comme la myopie ou d'une maladie contractée précédemment et que cette affection réduise son acuité visuelle au-dessous du minimum exigé, on l'empêchera de faire des études inutiles, puisque dans ce cas on s'exposerait à un refus de la commission d'examen. Pourquoi n'en serait-il pas de même pour l'oreille? Pourquoi les règlements ne seraient-ils pas plus explicites en ce qui concerne la diminution de l'audition, qui se mesure, elle aussi, comme l'acuité visuelle? Il y a là une lacune à combler, et je ne doute pas qu'en faisant appel aux médecins spécialistes de France, en examinant ce qui se passe à l'étranger, on ne puisse mener à bien cette entreprise : j'ai cru devoir signaler cette omission fort regrettable à tous égards.

Cette remarque qui m'a toujours paru importante faite, nous avons vu dans ce qui précède combien étaient nombreuses les causes qui peuvent altérer plus ou moins l'audition. Certaines d'entre elles acquièrent leur influence maxima suivant la profession exercée. Une cause nuisible en elle-même exerce une action minime, si elle ne se rencontre qu'à de longs intervalles, au contraire sa nocivité s'accroît si elle est répétée journellement. Il y a donc lieu dans une profession, de séparer des causes générales ordinaires passagères, celle qui est prédominente et permanente. Ce n'est donc pas les professions prises une à une en détail que je vais étudier, ce serait un procédé fastidieux, exposant a beaucoup de redites et qui m'entraînerait au-delà des limites de cet ouvrage. Je ne signalerai ici, que les causes principales agissant sur l'ouïe et se rencontrant dans un groupe de professions.

En première ligne vient l'influence des bruits plus ou moins violents, mais répétés journellement ; c'est ce qui se rencontre chez les ouvriers des ateliers en fer, des fondeurs, des chaudronniers, des serruriers et même des musiciens. Ce qui est certain, c'est que pour ce groupe de professions, l'influence des bruits continus exerce à la longue, une influence notable sur l'ouïe qui diminue sensiblement au bout d'un certain temps. Ce n'est pas ici le lieu de chercher à interpréter ce fait pathologique, il me suffira de le signaler. Chez les musiciens, pour les violonistes, l'oreille gauche possède souvent une acuité auditive bien inférieure à celle de la droite. Comme règle d'hygiène, il serait à désirer que les individus du groupe en question puissent s'efforcer d'une manière constante à atténuer l'intensité du bruit par des moyens simples, tel que le bourdonnet de ouate, et surtout, en se tenant le plus loin possible de la source du bruit, ou en ne se plaçant jamais directement en face_de

la source sonore ou de la surface réfléchissant fortement le son (Baratoux).

Certains bruits ne sont pas continus comme dans un
atelier, mais peuvent agir par leur intensité dans un court
espace de temps d'une manière nuisible. Ce sont les détonations des armes à feu. Il serait à désirer qu'une étude
sur ce genre de faits, fut entreprise de nos jours ; il y
aurait à distinguer les détonations des fusils (nouveau
modèle) des détonations produites par les canons de
campagne et par ceux des places fortes, ou des batteries
de marine. Il y aurait lieu d'examiner dans ces derniers
cas, si la place des servants pourrait être modifiée sans
inconvénients pour le service, de façon a atténuer le
plus possible la mauvaise influence des détonations. Il
serait bon en tout cas, que certaines précautions fussent
recommandées et exigées des hommes. J'ai essayé de
me former une opinion sur ce sujet, mais tout ce que
j'ai entendu dire ne repose pas sur des expériences assez
nombreuses et concluantes pour que je puisse ici, donner
des conclusions certaines. C'est aux médecins des régi-
ments d'artillerie et aux officiers d'entreprendre ce petit
travail, basé sur un grand nombre d'expériences.

L'air comprimé exerce lui aussi, une influence spéciale sur l'oreille, le séjour dans l'air comprimé ne cause
aucune douleur ; l'audition est exagérée et modifiée de
telle sorte, que les sons dans les tubes prennent un tim-
bre métallique fort désagréable. Par conséquent, il faut
éviter de parler trop fort et de se placer près des endroits
les plus bruyants (Baratoux).

Mais c'est surtout au moment de la décompression que
l'oreille peut être atteinte. Il faut qu'elle soit graduelle
et lente, et bien des accidents surviennent par l'im-
prudence des ouvriers. Dans les travaux des ponts,
de Kiel et d'Argenteuil, Foley en a constaté un grand
nombre.

En dehors de ces causes, il en existe bien d'autres, et
c'est en appliquant les règles générales que j'ai décrites

précédemment, que l'on parviendra a atténuer l'action de telle ou telle cause spécialement prédominente dans certaines professions. L'influence du froid et des changements subits de température, se remarque par exemple dans un grand nombre de professions. On peut dire qu'une profession étant donnée, il faut rechercher la cause ou les causes spéciales qui se renouvellent le plus habituellement, et c'est à éviter leur action que doivent tendre toutes les précautions hygiéniques. Je ne puis ici entrer dans tous les détails, qui mériteraient une étude plus complète, basée sur un grand nombre d'observations.

Les employés de chemins de fer sont tout spécialement exposés aux affections de l'oreille, principalement les chauffeurs et les mécaniciens. Chez eux, aux changements brusques de température, vient s'ajouter l'influence des bruits stridents. Aussi, les cas de surdité ne sont pas rares dans le personnel des chemins de fer, comme le prouvent plusieurs statistiques très concluantes.

CHAPITRE V

DE LA SUPPURATION DE L'OREILLE

Il est profondément regrettable de voir avec quelle négligence on traite une affection aussi sérieuse et aussi commune. C'est pour ce motif que j'ai cru devoir m'étendre sur ce sujet qui intéresse tout spécialement l'enfant. Voici ce que l'on rencontre journellement dans les écoles : Un enfant de 3, 4 ou 5 ans a une double suppuration de l'oreille, par chaque conduit auditif s'écoulent souvent des flots d'un pus jaunâtre, nauséabond. Le pus dégoutte souvent sur les vêtements ; l'enfant qui se touche fréquemment l'oreille a les doigts couverts d'un pus desséché. Dès qu'on l'approche on est saisi de l'odeur infecte qu'il répand, et il suffit d'un seul cas pour infecter littéralement l'atmosphère de la classe. Ces enfants sont chétifs, se nourissent mal, ils entendent quelquefois assez bien jusqu'à l'âge de 5 à 6 ans, puis l'audition va en diminuant. Si vous venez chaque année visiter cette même école, vous le retrouverez toujours aussi dégoûtant, aussi infecte. Les parents vous diront qu'il inonde chaque nuit les draps et les oreillers, que vous pourrez voir maculés de larges taches jaunâtres qui empèsent le linge. Vous le retrouverez chaque année dans le même état, sauf l'audition qui va en diminuant et l'état qui s'aggrave. A 10 ou 11 ans, l'enfant n'entend plus assez la parole du maître pour profiter des leçons, il ne fait plus de progrès, bien plus, on le traite parfois de paresseux et le maître l'abandonne. Puis les parents ennuyés le retirent de l'école, on crie sur son dos à la maison pour le faire entendre, et ses oreilles suppurent toujours, répandant autour de lui, toujours la même odeur infecte. Les parents diront qu'ils ont consulté et qu'on leur a répondu que *ça se passerait plus tard quand l'enfant se formerait*. Ils attendent la formation de l'enfant qui vient, mais laisse naturellement les choses en état, souvent même la surdité augmente, on le regarde alors comme un incurable ; il y a 10 ans qu'il suppure et 10 ans qu'il devient de plus en plus sourd, on l'abandonne à la fatalité. Si c'est un garçon, il arrive dans cet état, plus ou moins le même, à l'âge du tirage au sort ; s'il n'est pas trop sourd, il a des chances pour être pris ; je viens d'en voir tout dernièrement deux exemples. A la caserne, il restera toujours sourd, souvent avec augmentation ; on sera forcé de le reformer quand on ne l'accusera pas toutefois de simulation, et il rentrera dans le civil absolument et souvent définitivement sourd à 22 ou 23 ans.

Si c'est une fille, il arrivera que malgré sa surdité, elle se mariera parfois, toujours suppurant plus ou moins. Elle aura des enfants scrofuleux dont plus d'un mourra de méningite ; les autres recommenceront ce que leur mère ou leur père a été. Plus tard, la tuberculose atteindra la mère ou le père et ainsi se terminera la série des désastres amenés par cette affection négligée.

Je n'ai pas trop chargé ce sombre tableau ; j'aurais pu même avancer que bien souvent les choses ne se passent pas aussi heureusement, bien souvent l'enfant meurt jeune de méningite ou de tuberculose.

Voilà les tristes conséquences de l'ignorance et de l'incurie ; et si parfois une grande responsabilité incombe aux parents, une plus grande encore retombe sur les médecins qui, en province surtout, négligent de traiter de semblables cas. Il faut donc savoir que la suppuration de l'oreille est curable, quand elle est bien traitée et traitée à temps ; j'ai même vu guérir sans altération de l'audition, des suppurations datant de 15 et 20 ans ; mais il ne faut pas toujours compter sur de pareils succès. *Ce qu'il faut bien retenir et surtout bien mettre en pratique, et ce soin incombe aux instituteurs, c'est de ne jamais tolérer à l'école, un enfant qui a un écoulement d'oreilles, non seulement par propreté et pour ne pas laisser la classe pleine de l'odeur repoussante qui s'en dégage, mais aussi dans l'intérêt même du petit malade et surtout de ses petits condisciples.* Dans le pus qui s'écoule de l'oreille, on a trouvé et on le trouverait bien plus souvent, s'il était plus souvent recherché, le microbe de la tuberculose, celui qui amène la phthisie pulmonaire. Étant donné les habitudes des élèves, quoi de plus naturel de penser que de ses mains souillées de pus, l'enfant porteur de suppuration puisse à un moment donné, inoculer à un de ses camarades cette terrible affection, qui est la plaie de notre époque et qui fait plus de victimes que toutes les épidémies de choléra. *Il faut donc que le maître défende rigoureusement l'entrée de son école à ceux qui suppurent.* Il y va de la santé des autres élèves ; il faut de plus que les parents ne négligent rien pour faire traiter leur enfant malade, dont la vie est souvent menacée, et qui, s'il ne meurt pas, deviendra fatalement sourd. Voilà les règles absolues d'hygiène qu'il faut savoir appliquer. La suppuration de l'oreille est engendrée par une inflammation de la caisse du tympan ; du pus s'amasse dans la caisse qui est comparable alors à un véritable abcès. Le plus souvent la membrane du tympan se perfore et le pus s'écoule au dehors ; c'est une solution heureuse. Quant au contraire le pus s'amasse sans pouvoir trouver d'issue du côté de la membrane tympanique, c'est vers le cerveau qu'il se porte et bientôt on verra surgir ces cas de méningites mortelles, dont l'origine est trop souvent méconnue. Vivre sourd ou mourir tôt ou tard de méningite, voilà l'avenir terrible des enfants atteints de suppuration chronique de l'oreille. Je crois donc avoir eu raison d'écrire ces quelques lignes, heureux si elles peuvent ouvrir les yeux des maîtres et des parents.

CHAPITRE VI

DE LA SURDITÉ A L'ÉCOLE ET DE SON INFLUENCE

Nous venons d'étudier les principales causes qui peuvent produire la surdité ; il est nécessaire de considérer avec attention l'influence exercée par les affections de l'oreille, surtout chez l'enfant qui est le terrain propice par excellence à leur apparition. Il importe, en effet, de faire ressortir d'une manière précise, ce que va devenir un enfant chez lequel la surdité se manifeste et de montrer tous les inconvénients énormes qui peuvent en résulter.

J'ai dit plus haut que l'ouïe était le plus intellectuel de tous nos sens. Cozzolino (*Le Morgagni*, Avril 1888), a eu raison d'insister sur ce fait généralement méconnu. La surdité qui se développe de bonne heure à la plus néfaste influence sur le développement intellectuel de l'enfant. Examinez en effet ce que devient un enfant frappé de surdité dès l'âge de 4 à 5 ans, s'il continue à fréquenter la classe, quel bien peut-il en retirer ; il ne peut saisir tout ce que dira le maître et ne profitera pas de ses leçons. Celui-ci méconnaît souvent l'affaiblissement graduel de l'audition de son élève et on le traite de paresseux. Ses condisciples, cet âge est sans pitié, se moqueront de son infirmité ; les railleries et les mauvais tours ne lui seront pas épargnés ; l'enfant pleurera se plaindra à ses parents en disant : « ce n'est pas de ma faute si je n'apprends pas, puisque je n'entends pas ce que l'on me dit. » Il s'habituera à vivre à l'écart, n'ayant pour alimenter son intelligence que ce qu'il aura pu apprendre jusqu'à ce jour. Il y aura pour ce cerveau jeune qui tend à se développer chaque jour, une véritable disette, il cessera de fonctionner normalement. Tandis que les autres camarades amasseront chaque jour par leurs études fructueuses des connaissances nouvelles qui élargiront le cercle de leurs idées, le sourd restera toujours en arrière se contentant de ce qu'il peut avoir acquis sans augmenter son bagage intellectuel. Ce fait est frappant dans l'enfance ; la mémoire, pour ne citer qu'une de nos facultés qui s'acquière étant jeune, fait défaut à l'enfant sourd. Vous entendez dire bien souvent par les parents « Je ne sais ce qu'à mon fils ou ma fille, « mais depuis qu'il ou qu'elle n'entend plus, il faut tout « lui dire ; il ou elle oublie tout ce qu'on lui dit de faire. » Comment pourrait-il en être autrement ? C'est par l'exercice continu que nos facultés se développent, s'il vient à manquer l'organe suit dans ce cas, la grande loi physiologique qui veut que tout ce qui cesse de fonctionner, s'arrête dans son développement et s'atrophie. Et ce fait se remarque bien encore chez le sourd-muet comme nous le verrons plus loin, quand une éducation spéciale n'y vient porter remède.

Il n'en est plus de même chez la personne qui devient sourde à un âge plus avancé. Pendant vingt ou trente ans, son cerveau s'est normalement développé et la maladie ne frappe plus un état intellectuel incomplet en voie de formation. Il existe donc bien chez l'enfant un rapport direct entre l'état de ses facultés et celui de son audition. Voilà un fait capital qui, à lui seul, suffirait à prouver l'importance des soins que l'on doit avoir pour conserver intact l'organe de l'ouïe dans l'enfance.

Un enfant sourd, je ne saurais trop le répéter, est un enfant chez lequel l'intelligence s'atrophiera, et c'est un véritable crime de le priver ainsi de ce qui peut exercer sur son avenir, l'influence la plus profonde. L'instruction répandue avec tant de soins de nos jours, est le patrimoine de l'enfant, bien souvent le seul qu'il recevra de ses parents, et cela me rappelle ce que j'entendais dire à un ouvrier stimulant son fils : « travaille donc et apprends car tu n'as pas le moyen d'être bête. »

Aujourd'hui plus que jamais, il faut s'instruire et cette instruction qui est la richesse du pauvre; il peut l'acquérir facilement de nos jours, grâce aux écoles; mais encore faut-il que ses sens soient intacts et principalement le sens de l'ouïe. Laisser grandir enfin un enfant incapable d'apprendre, le retirer de l'école parce qu'il est sourd et ne rien faire pour lui rendre l'audition perdue est non-seulement un crime envers lui-même, mais c'en est un encore envers la société toute entière. Le docteur Rochard a tout spécialement mis en lumière ce fait dans son Hygiène Sociale qu'il termine par ces trois axiomes :

1° Toute dépense faite au nom de l'hygiène, est une économie.

2° Il n'y a rien de plus dispendieux que la maladie, si ce n'est la mort.

3° Le gaspillage de la vie humaine est le plus ruineux de tous.

Or, la surdité chez l'enfant, en diminuant son intelligence, l'empêche de rendre à la société les services qu'elle est en droit d'en attendre; elle en fait un infirme à la charge de tous, elle le plonge tout vivant en quelque sorte dans une véritable mort morale. Ce fait est indéniable et prouve quelle importance nous devons attacher à la surdité chez l'enfant.

CHAPITRE VII

DE L'INFLUENCE DES MALADIES

DE L'OREILLE ET DU NEZ CHEZ LES ENFANTS. — SURDI-MUTITÉ

Les maladies de l'oreille et du nez qui ont entre elles
une si étroite connexion, comme je l'ai démontré, ne
frappent pas seulement l'enfant déjà grand ; elles peuvent
l'atteindre dès le berceau, alors qu'il peut à peine bé-
gayer quelques syllabes. C'est alors qu'il deviendra
sourd-muet. La parole, en effet, ne peut exister que si
l'enfant a entendu. Parmi les sourds-muets, il faut distinguer ceux qui sont sourds au moment de la naissance
par suite d'un défaut de développement et ceux qui, bien
conformés, le sont devenus dans les premières années
de l'existence. Or, d'après la statistique de l'institution
des sourds-muets pour une période de douze ans faite par
Ladreit de la Charrière, 80 pour 100 des sourds-muets le
sont devenus après leur naissance. On peut donc dire
que la surdité est le plus généralement acquise. Les
causes qui agissent à cet âge sont d'abord les maladies
générales, telles que rougeole, scarlatine, diphtérie,
oreillons, fièvre typhoïde et les méningites. Mais à côté
de ces causes, se range le catarrhe naso-pharyngien et

4

les inflammations de l'oreille qui en dépendent. Cette dernière cause a été bien souvent méconnue. La conséquence de ce fait est qu'il faudra veiller avec un soin tout spécial sur l'audition des jeunes enfants. Après l'âge de sept ans, une surdité prononcée n'entraine pas toujours la mutité ; chez les enfants de deux à quatre ans, la perte de la parole devient la règle. L'enfant qui devient sourd, alors qu'il avait déjà acquis la faculté de parler, n'entendant plus sa propre voix, prend une intonation vicieuse ; sa parole perd graduellement de sa netteté et finit par être inintelligible; il se trouve obligé, pour se faire comprendre, d'avoir recours aux signes. Peu à peu, il oublie la parole; et cela d'autant plus vite qu'il est plus jeune, que la surdité est plus prononcée et qu'on s'occupe moins de son éducation (Lévi). On voit, par ce court résumé, que, s'il est impossible parfois de prévenir les maladies épidémiques telles que celles signalées plus haut, il est extrêmement important de mettre tous ses soins à éviter toute inflammation de l'oreille qui peut provenir d'une faute d'hygiène chez le jeune enfant : c'est là surtout où il ne faut point croire que l'affection se passera toute seule en grandissant; il faut au contraire un traitement prompt et efficace.

La surdi - mutité est plus ou moins fréquente selon les pays. Tandis qu'elle est plus rare en Belgique, où l'on ne rencontre que 4,39 sourds-muets pour 10,000 habitants, elle se montre bien plus souvent en Suisse où l'on trouve 24,5 sourds-muets pour 10,000 habitants.

La proportion la plus forte est celle de Zell-am-See dans la province de Salzbourg et celle de Saint-Veit et de Wolfsberg en Carinthie qui dépasse 50 pour 10,000 habitants; il y a donc un sourd-muet sur 200 habitants.

D'une façon générale, en France, la proportion est de 6,26 pour 10,000 habitants.

CHAPITRE VIII

DES DIVERS REMÈDES POPULAIRES

QU'IL NE FAUT JAMAIS EMPLOYER DANS LES AFFECTIONS
DE L'OREILLE ET DES PRÉJUGÉS A COMBATTRE

Quand on a quelque pratique de l'otologie, on est frappé de l'ignorance totale qui règne encore dans le public, même chez les gens instruits, pour tout ce qui regarde l'oreille. Au fond cela n'a rien de bien surprenant, quand on sait que, plus encore que pour les autres organes, les notions les plus élémentaires d'anatomie et de physiologie ici, font généralement défaut. Dès qu'une personne souffre de bourdonnements, de douleurs plus ou moins vives, elle éprouve le besoin de faire immédiatement quelque chose sans consulter, sans savoir d'où peuvent bien venir tous ces symptômes, et l'on s'adresse alors un peu à tout le monde. Chacun dit son mot, et ce n'est qu'après avoir essayé un peu de tout sans avantage, souvent même avec augmentation de l'intensité du mal, que l'on se décide à aller trouver un médecin, quand toutefois on ne s'adresse pas aux réclames de la quatrième page des journaux.

C'est surtout des substances liquides que l'on introduit dans le conduit auditif. Les uns conseillent le lait, l'huile, l'huile de camomille, d'amandes douces, d'autres le laudanum, l'éther, l'eau de Cologne, le chloroforme, l'ammoniaque, la teinture d'iode, ou bien encore l'eau de guimauve, la décoction de feuilles de noyer, etc., etc., il serait trop long d'en faire ici l'énumération.

On agit ainsi en aveugle sans trop savoir pourquoi. Tous ces moyens sont nuisibles la plupart du temps, plusieurs sont dangereux.

Ainsi tous les corps irritants, tels que: l'alcool, la teinture d'iode, le chloroforme, l'ammoniaque, le laudanum, etc., peuvent amener des accidents sérieux; ils peuvent, et cela arrive bien souvent, déterminer des inflammations qui amèneront la suppuration de la caisse du tympan et une surdité souvent définitive.

Les vésicatoires sont couramment employés placés derrière l'oreille; ils n'ont le plus souvent aucune influence sur la maladie. Il en est de même des pendants d'oreille qui ont la réputation de guérir la surdité. Bien souvent on part de ce principe que lorsqu'on devient sourd, c'est que l'oreille est bouchée. C'est le terme journellement employé par les malades, on fait alors des irrigations de toutes sortes d'infusions, qui les trois quarts du temps ne font qu'augmenter les bourdonnements quand il n'arrive rien de plus sérieux.

Les malades devraient cependant être bien pénétrés de ce fait, que pour traiter une maladie quelconque il faut au moins savoir si elle existe; il en est des oreilles comme des autres organes. Le point important et nécessaire est, dans ce cas, de faire un bon diagnostic et seul le médecin est apte à y arriver. Il est une chose curieuse dans la nature humaine, c'est que dès qu'il s'agit d'une maladie, tout le monde se croit apte à la soigner. C'est surtout à la campagne que cela se voit fréquemment pour ne pas dire toujours. S'il s'agit, au contraire d'un animal, bien vite on envoie chercher le vétérinaire, mais si c'est une personne, le premier voisin venu dit son mot et on l'écoute. Il serait temps cependant, de mettre un terme à ces préjugés absurdes qui font, chose curieuse, que l'on ne pourra se passer du vétérinaire et que l'on considèrera bien souvent le médecin comme suspect. Persuadez-vous donc au contraire que notre corps est une machine analogue aux corps des animaux, soumis aux mêmes lois générales de fonctionnement. Quant une machine ne fonctionne plus, une montre par exemple, ce n'est pas chez un épicier que l'on ira la faire remettre en bon état, mais bien chez l'individu qui en a étudié les rouages, chez l'horloger. Pourquoi cette conduite illogique de ne pas vouloir s'adresser à celui-là seul qui connaît les rouages de notre machine, le médecin ?

Parmi les nombreux préjugés du public en ce qui touche à l'oreille, il en est un qui est d'application journalière. Si bon nombre de suppurations d'oreilles ne sont pas traitées, c'est qu'on considère cet écoulement de pus comme nécessaire et comme salutaire ; c'est par là dit-on que s'écoulent les humeurs mauvaises et il ne faut pas y toucher. Triste préjugé qui rend chaque année infirmes ou conduit à la mort un grand nombre d'enfants. On a vu plus haut ce que c'est que la suppuration de l'oreille et ses conséquences, il suffira de regarder autour de soi pour en constater toute la pénible réalité.

C'est toujours à cause des mauvaises humeurs que l'on s'applique au bras des mouches ou des cautères. Ce sont là encore aujourd'hui les restes des idées d'un autre âge perpétuées par la tradition. Il faut savoir rompre avec toutes ces pratiques dangereuses qui font encore beaucoup de victimes de nos jours. La crédulité du public est exploitée à notre époque autant, sinon plus qu'autrefois, par des charlatans éhontés qui profitent de l'ignorance du public. C'est par l'instruction que l'on arrivera à éteindre ces pratiques scandaleuses et néfastes. Les charlatans et les rebouteurs cesseront d'exister à mesure que les données scientifiques se répandront et je serais trop heureux d'y avoir contribué pour une modeste part, si tout ce qui précède a pu servir à convaincre.

4.

CHAPITRE IX

STATISTIQUE DE LA SURDITÉ

On ne se doute pas en général dans le public de la fréquence des cas de surdité et bon nombre de personnes s'imaginent encore que c'est chose rare. Cependant parmi les hommes réformés en France depuis trois ans, 27 pour 100 l'ont été pour cause de surdité. Ce chiffre est encore inférieur à ce qu'il devrait être, car j'ai pu constater que certains cas qui auraient dû être un motif de réforme, ont cependant été admis, quitte à amener la réforme ultérieure du sujet. Donc, plus du quart des cas de réformes est dû à la surdité. Ce chiffre est certainement énorme, il est la conséquence logique de l'incurie avec laquelle on traite en France tout ce qui touche à l'oreille. Le jour ou l'on voudra soigner avec plus de soins les affections auriculaires il diminuera certainement d'une manière considérable. Que faut-il, en effet, pour y arriver? Soigner avec plus de précaution les oreillles des enfants, car c'est dans l'enfance que débute, dans les trois quarts des cas, la surdité.

En ce qui regarde la statistique des cas de surdité à l'Ecole, on trouve un résultat analogue.

W. von Reichard de Riga a examiné l'audition de

1055 enfants de 7 à 15 ans, il en a trouvé 22,3 pour 100 qui n'entendaient pas normalement.

Le Docteur Weil de Stuttgart a fait le même travail sur 5,905 enfants et il a trouvé dans certaines écoles plus de 30 pour 100 qui n'entendaient pas la parole murmurée à 8 mètres de distance, tandis qu'une oreille normale l'entend entre 20 et 25 mètres.

Samuel Sexton et Morell, otologistes américains, sont arrivés à des résultats analogues.

Bezold, de Munich, en 1885, a expérimenté sur 1,918 enfants ; voici les résultats qu'il a obtenus : 25,8 pour 100, c'est-à-dire près de 26 pour 100 des enfants examinés, au dessous de quinze ans, ne possédaient qu'un tiers ou moins d'un tiers de l'audition normale ; 14,5 pour 100 dont 7,8 pour 100 d'un seul côté et 6,7 pour 100 des deux côtés, n'entendaient la parole murmurée qu'à 8 mètres 40 centimètres ; 11,3 pour 100 dont 6,3 pour 100 d'un seul côté et 5 pour 100 des deux côtés, n'entendaient la parole murmurée qu'à 4 mètres.

On peut donc, par ces quelques exemples, constater combien est grande la fréquence de la surdité.

Ainsi en chiffre rond, au dessous de quinze ans, 26 pour 100 des enfants n'ont pas l'ouïe normale.

Quoi d'étonnant après cela que 27 pour 100 des soldats soient réformés pour cause de surdité.

Voilà, chiffres en mains, les tristes résultats que l'ignorance et l'incurie produisent chaque année. Et quand on songe que sur 100 enfants atteints de maladies d'oreilles, près de 90 pourraient être guéris s'ils étaient bien soignés au début, n'a-t-on pas grandement raison de déplorer une pareille conduite et n'est-il pas très important de signaler aux parents et aux personnes qui s'occupent de l'enfance, ce qu'ils devraient faire et ce qu'ils devraient considérer comme un devoir impérieux !

Tout ce qui précède, quoique succintement résumé, sera suffisant je l'espère, pour démontrer l'importance de l'hygiène en ce qui concerce l'oreille. Bien que la plupart des règles énoncées ci-dessus, s'adressent tout spécialement à l'individu pris en particulier, il en est un bon nombre qui intéressent toute une collectivité et spécialement une école. Ces dernières, aujourd'hui encore, sont malheureusement trop négligées quand elles ne sont pas inconnues. Du reste, on peut dire, en général, qu'en France, l'organe de l'ouïe en tant qu'anatomie et physiologie et comme conséquence d'hygiène, est particulièrement laissé de côté par la grande majorité du public même chez les personnes instruites. C'est là, la vraie, et même la seule cause de cette quantité énorme d'enfants (plus du quart) qui présentent à des degrés divers des altérations de l'audition. On se figure trop généralement, que les troubles de l'ouïe ne peuvent être traitées, et je connais bon nombre de personnes qui sont tout étonnées et qui sourient volontiers d'un air d'incrédulité quand on leur parle de soigner une affection de l'oreille et de la guérir.

CONCLUSIONS

Tous ceux qui pratiquent l'otologie, surtout en province, savent combien les débuts sont difficiles. Il faut, non-seulement des prodiges d'éloquence persuasive, mais encore des faits probants à l'appui, pour décider certaines personnes à se faire soigner, et encore n'y réussit-on pas toujours, même en face de preuves évidentes.

Telle est encore cette force d'inertie due à l'ignorance des choses scientifiques. On devrait cependant, si l'on y réfléchissait un peu, ne pas trouver plus étonnant que l'on puisse soigner une oreille malade qu'un œil ou tout autre organe. Cet état de choses provient très probablement qu'en dehors des publications tout à fait scientifiques, peu ou point d'ouvrages n'ont encore été produits dans notre pays, destinés à vulgariser ces idées si vraies, mais ignorées, et attirer l'attention des personnes qui ne se livrent point spécialement aux études médicales.

A l'étranger même, où les études otologiques se sont développées si rapidement, les livres écrits sur ce sujet s'adressent principalement aux spécialistes. C'est là une véritable lacune. Nos livres d'hygiène sont muets ou à peu près sur tout ce qui a trait à l'oreille. J'espère que la lecture de ces quelques pages que j'ai écrites surtoutpour les élèves, éveilleront l'attention et compléteront les connaissances élémentaires que tout individu doit acquérir.

C'est ainsi qu'il sera facile de reconnaître toute l'importance de l'hygiène pour tout ce qui regarde l'audition; cela permettra d'éviter toutes les causes générales qui peuvent porter atteinte à l'organe de l'ouïe. Bien des recommandations qui précèdent pourront, au premier abord, paraître banales, mais en y réfléchissant plus attentivement et surtout en examinant ce qui se passe si souvent autour de nous, on verra qu'elles ont leur raison d'être. L'élève atteint de surdité saura qu'il faut, le plus tôt possible, y porter remède et le maître ne traitera plus de paresseux, comme cela arrive encore souvent, un élève retardataire parce qu'il entend mal.

L'hygiène scolaire se perfectionnera surtout en ce qui regarde la suppuration de l'oreille qui offre, comme on l'a vu, un véritable danger, non-seulement pour celui qui en est atteint, mais aussi pour ceux qui l'entourent.

J'ai la ferme conviction que l'énorme proportion de réformés pour causes de surdité, dans l'armée, diminuera le jour où l'on s'occupera réellement de soigner les affections de l'oreille dans l'enfance.

Puissent ses prévisions se réaliser bientôt parmi nous; il importe de vulgariser l'hygiène sous toutes les formes. C'est à ce but que tendent tous mes efforts et je serais trop heureux si ce petit livre peut y contribuer, en ouvrant les yeux sur ce point si particulièrement négligé et ignoré par la plupart.

FIN

TABLE DES MATIÈRES

Avant-propos....   v

Chapitre I. — Anatomie et physiologie de l'oreille.   7
Chap.   II. — Anatomie et physiologie du nez.   16
            Hygiène de l'oreille..   21
Chap. III. — Des soins de propreté à donner à l'oreille. . . .   23
Chap.   IV. — Des principales causes qui produisent les diverses
            maladies de l'oreille.   28
        1re Classe. — Causes provenant de l'influence
            du milieu.   29
        2e Classe. — Causes qui agissent d'une ma-
            nière directe sur l'ouïe.   38
        3e Classe.. — Causes provenant d'affections des
            organes voisins de l'oreille.   42
        4e Classe. — Causes provenant d'affections
            atteignant notre organisme tout entier et
            de la constitution propre à chacun de nous.   45
        5e Classe. — Causes provenant des profes-
            sions.   49
Chap.   V. — De la suppuration de l'oreille..   54
Chap.   VI. — De la surdité à l'école et de son influence.. . . .   58
Chap. VII. — De l'influence des maladies de l'oreille et du nez
            chez les enfants. — Surdi-Mutité.   6
Chap. VIII. — Des divers remèdes populaires qu'il ne faut
            jamais employer dans les affections de l'oreille
            et des préjugés à combattre.   6
Chap.   IX. — Statistique de la surdité.   6

Conclusions. . . . . , ... , . . .   69

SAINT-DENIS. — IMPRIMERIE SÉGUIN ET FILS, 20, RUE DE PARIS.

184

www.ingramcontent.com/pod-product-compliance
Ingram Content Group UK Ltd.
Pitfield, Milton Keynes, MK11 3LW, UK
UKHW020937120726
13693UKWH00003B/1377